日本の高価値医療シリーズ 6

コミュニケーションと倫理のハイバリューケア

―自己学習に役立つ23症例

本村和久編集

沖縄県立中部病院　総合診療科

刊行のことば

カイ書林刊
「日本の高価値医療　High-value Care in Japan」
単行本シリーズ　刊行に当たって

医師の役割はひとりひとりの患者にとって価値の高い医療を患者と話し合いながら賢く選択 していくことです．米国の医療経済学者によると，米国の国民医療費の総額のうち約3分の1は「低価値医療 Low-value Care」と言われます．すべての国の医療にはLow-value Careがあります．米国に引き続き，カナダや英国，スイスなどでは，低価値なケアの内容をリストアップして，医師と患者の双方に対して，その適応を「再考」するように促す活動を開始しました．一方，わが国では，「ジェネラリスト教育コンソーシアム」が中心となって，Choosing Wisely Japan 活動が結成され，ムック版シリーズ（当日のface to faceの議論と依頼論文で構成する本と雑誌の中間の体裁）でその内容が紹介され，大きな反響を得ました（カイ書林，2014 年）．またその第 9 回「ジェネラリスト教育コンソーシアム」では，日本であまり行われていない「高価値医療 High-value Care」と，日本でよく行われている「低価値医療 Low-value Care」を取り上げ，その低価値リストのなかで「避けるべき·止めるべき」優先順を決定し，ムック版を 2016 年 4月に刊行しました（カイ書林，2015 年）．

このような活動の上に立ち，世界の医学界の趨勢を展望して，このたび私たちは，「日本の高価値医療　High-value Care in Japan」単行本シリーズを刊行します．

この単行本シリーズでは，

· 高価値なケア High-value Care をもっとやってみよう．
· 不十分なケア Low-value Care は改善しよう．

の２つを柱に，教育的な症例や事例を挙げて日常診療の指標を提供します．

高価値なケアには，「こうすれば患者ケアは成功し，患者の満足度も高まる」という最新のエビデンスを提供します．

低価値なケアには，「このような医療介入では，患者に起こる有害リスクが大きくなり，ケアにむだが生じ，患者満足度も上がらない」という注意点を提供します．そしてベストプラクティスのための科学的エビデンスと臨床基本技能のアドバイスを，指導医と研修医の対話形式で，平易に解説します．また論稿のポイントを世界に発信するために各論稿の末尾に英語で要旨を記載します．

本シリーズは，沖縄からスタートします．そして，全国の家庭医，病院総合医の多くのジェネラリストの諸先生，施設のご協力を得て，わが国にこれまでに見なかった新しい出版活動を展開していきたいと思います．

2016 年 7 月 7 日　那覇にて

群星沖縄臨床研修センター　徳田 安春
沖縄県立南部医療センター・こども医療センター　仲里 信彦
稲福内科医院　稲福 徹也
沖縄県立宮古病院　本永 英治
沖縄県立中部病院　本村 和久

刊行のことば

Books Series on High-value Care in Japan
Kai-Shorin Publishing Ltd.

The role of physicians is to wisely choose, high-value care for each patient by talking with them.
According to medical economists in the United States, one third of the total U.S. expenditures on health care can be recognized as low-value care. There is, indeed, such low-value care in all countries.
Following the lead of the United States, medical professionals in Canada, the U.K, and Switzerland have been compiling a list of such low-value care practices. Their aim is to start a campaign so that both physicians and patients can reconsider the significance of such low-value care.
On the other hand, in Japan, the Japanese consortium for General Medicine Teachers has started the Choosing Wisely Japan campaign. It published a book in 2014 in the hope that its message will call forth an echo which will resound throughout the medical community. Recently, in the 9th Japanese Consortium for General Medicine Teachers, we discussed high-value care, which we don't see enough of, and low-value care services which we see too much. Furthermore, we decided that the priority of low-value care should be avoided or stopped completely. The 9th Japanese Consortium published "High-value Care in Japan" in 2016.
With the results of these activities and perspectives of the global medical world, we are beginning to publish a series of books on "High-value care in Japan" .
This book series will provide clinical criteria of generalist practice by means of educational cases with two main contents ; one is "Let's increase high-value care!" . Another is "Let's improve low-value care!" . We will give the newest evidence of highvalue care that can promote success in patient care and raise patient satisfaction. We will also point out areas in low-value care where such medical intervention brings a harmful influence to the patients by increasing risks and often result in useless care so that the patient's satisfaction diminishes.
In these books readers can easily understand both scientific advice and basic clinical skills for best practice by reading tutorials done by mentors and residents. We also describe highlights in English at the end of all articles so that we can transfer high-value care in Japan to the rest of the world. Starting in Okinawa, we hope this book series will help us to bring about an innovation in publication with the cooperation of professional generalists of family medicine and hospitalist medicine in Japan.

Naha, Okinawa, July 7, 2016

Muribushi Okinawa Clinical Training Center Yasuharu Tokuda, MD, MPH
Nanbu Medical Center / Nanbu Child Medical Center Nobuhiko Nakazato, MD
Inafuku Medical Clinic Tetsuya Inafuku, MD
Okinawa Miyako Hospital Eiji Motonaga, MD
Okinawa Chubu Hospital Kazuhisa Motomura, MD

編集者のことば

本書のテーマは，簡潔に言えば「コミュニケーション」と「倫理」の２点である．本シリーズ「日本の高価値医療」の目的は，「高価値な医療 High-value Care をもっとやってみよう」と「低価値な医療 Low-value Care は改善しよう」である．しかし今回のテーマは，価値基準を簡単に二分できないテーマでもある．例えば，患者さんの意向を尊重することが高価値と私は思うが，親が子を諭すようなパターナリスティックなコミュニケーションを好む患者さんがいるのも事実である．倫理については，一般に，品行方正というイメージを持たれるかも知れない．しかし何か正しいと思われることをきちんと行うこと＝倫理ではなく，現実の出来事をどう行えばよいのかをふりかえりつつ，次の行動を模索するのが倫理的な態度であると私は思っている．この態度こそ価値基準を示すのは難しい．

このような序文を示すと，本書のテーマは「高価値」「低価値」を明示とする命題とは，相反するテーマに思われるかも知れない．それにもかかわらず，本書の執筆陣はどなたも，実臨床に基づき，この難題をわかりやすく提示し，インパクトのあるメッセージを伝えている．読者の皆様には，このメッセージ性こそが「高価値」であると読み進めていただければ幸甚である．

難題解決に産みの苦しみが無かったわけではない．編集の壁を乗り越え，本テーマを纏めるまでにかなり時間を要したが，カイ書林編集者の粘り強い編集作業もあり，晴れて上梓となった．

執筆された先生方，カイ書林の皆様に心より感謝申し上げます．

2020 年 3 月
本村　和久

本書の執筆者一覧

第Ⅰ章 医療現場における臨床倫理

Ⅰ-1　牧　信行　（静岡県立総合病院救急科）
Ⅰ-2　田代　志門　（東北大学大学院文学研究科 社会学専攻分野）
　　一家　綱邦　（国立がん研究センター社会と健康研究センター生命倫理・医事法研究部 医事法研究室）
　　里見　絵理子　（国立がん研究センター中央病院緩和医療科）
　　清水　千佳子　（国立国際医療研究センター病院がん総合診療センター 乳腺・腫瘍内科）
Ⅰ-3　金城　隆展　（琉球大学病院地域医療部）

第Ⅱ章 コミュニケーション困難ケース

Ⅱ-1　瀧本　禎之　（東京大学 生命・医療倫理教育研究センター）
Ⅱ-2　島袋　彰　（関東労災病院救急総合診療科）
Ⅱ-3　平山　陽子　（王子生協病院 / 鹿浜診療所）
Ⅱ-4　太田　龍一　（雲南市立病院地域ケア科）
Ⅱ-5　黒田　格　（富山大学附属病院 総合診療部）
Ⅱ-6　本村　和久　（沖縄県立中部病院 総合診療科）
Ⅱ-7　森　英毅　（長崎医療センター 総合内科 / 総合診療科）
Ⅱ-8　松澤　廣希　（手稲渓仁会病院 総合内科 / 感染症科）
Ⅱ-9　藤原　昌平　（あさひ町南大通クリニック）
Ⅱ-10　長野　宏昭　（沖縄県立中部病院 呼吸器内科 / 地域ケア科）
Ⅱ-11　金子　惇　（浜松医科大学 地域家庭医療学講座）

第Ⅲ章 倫理ジレンマケース：高齢者医療、終末期ケア

Ⅲ-1　田浦　尚宏　（JCHO 人吉医療センター 総合診療科）
Ⅲ-2　永田　恵蔵　（沖縄県立北部病院 総合内科 / 総合診療科）
Ⅲ-3　湊　真弥　（板橋中央総合病院 総合診療科）
　　小坂　鎮太郎　（板橋中央総合病院 総合診療科）
Ⅲ-4　神山　佳之　（沖縄県立中部病院 地域診療科）
Ⅲ-5　本村　和久　（沖縄県立中部病院 総合診療科）
Ⅲ-6　佐川　拓　（ささえるクリニックきたひろ）
　　川口　篤也　（函館稜北病院 総合診療科）
Ⅲ-7　髙栁　宏史　（熊本大学病院地域医療支援センター）

第Ⅳ章 倫理ジレンマケース：主治医の意向と他の医療者の意見の不一致

Ⅳ-1　比嘉　哲史　（沖縄県立中部病院 総合内科）
Ⅳ-2　安藤　高志　（国民健康保険上川医療センター 院長）
Ⅳ-3　木村　琢磨　（埼玉医科大学 総合診療内科 / HAPPINESS 館クリニック）
Ⅳ-4　密山　要用　（王子生協病院 医学教育アドバイザー）
Ⅳ-5　照屋　周造　（沖縄県立八重山病院 内科）

編集協力　Alex Gregg

読者の皆様へ

■ 本書は，

・高価値な医療 High-value Care をもっとやってみよう

・低価値な医療 Low-value Care は改善しよう

の２つを柱に，教育的な症例や事例を挙げて日常診療の指標を提供します．

■ ベストプラクティスのための臨床基本技能のアドバイスを，指導医 M と総合診療医 G の対話形式で，平易に解説します．

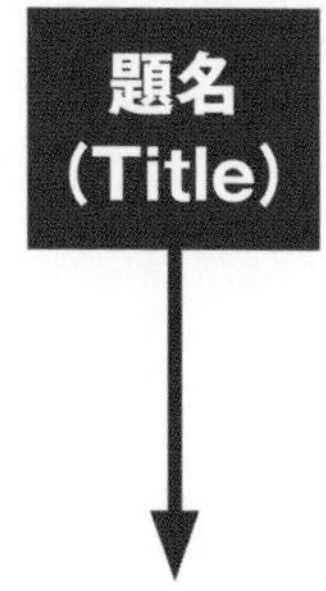

症例の特色を示すタイトルを示します．

学習目標
(Learning Objectives)

タイトルの次に，学習目標を箇条書きで示します．臨床指標と基準をチェックリストの形で掲載し，実際の診療の前後でこのチェック項目の□にチェックマークを記入するなどして，活用できるようにしています．

本文の初めに要旨を示します．

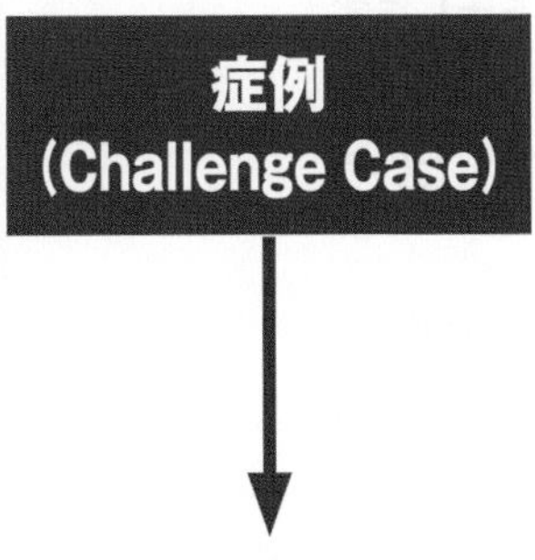

次に症例の概要（年齢，性，主訴，既往歴，現病歴，等）そして問題点を提示します．

個人指導
(Tutorial)

症例の概要のあと，面接，身体診察，臨床検査，画像診断，経過など実際の診療の進め方を，指導医（Mentor;M）と総合診療医（Generalist;G）の対話形式で示します．この対話に下記を含めます．

読者の皆様へ

高価値な医療（High-value Care）
低価値な医療（Low-value Care）

まとめに再度「高価値な医療」と「低価値な医療」を示します

例：高価値な医療には，「こうすれば医療の質は向上し，患者ケアは効果を挙げ，患者の満足度も高まる」というアドバイスを示します．

低価値な医療には，「こうすれば医療の質は高まらず，患者ケアにはむだが生じ，患者満足度も上がらない」という注意点を示します．

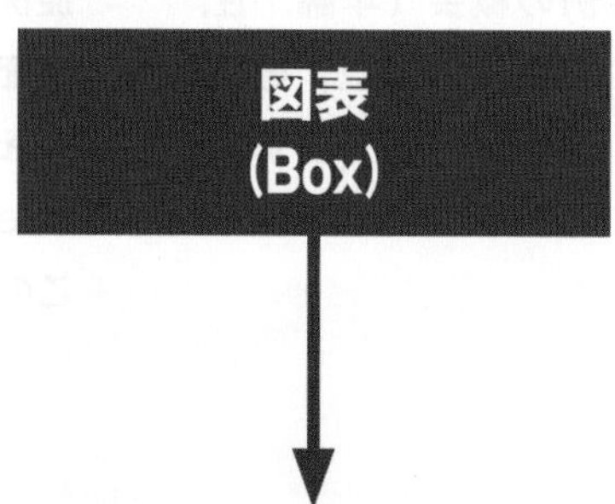

読者の理解を助ける写真，図，表を付しています．

Map of the book

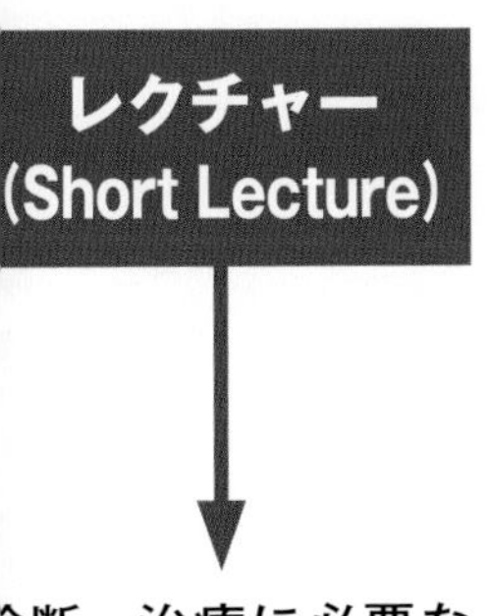

診断，治療に必要なトピックスやポイントを示します．

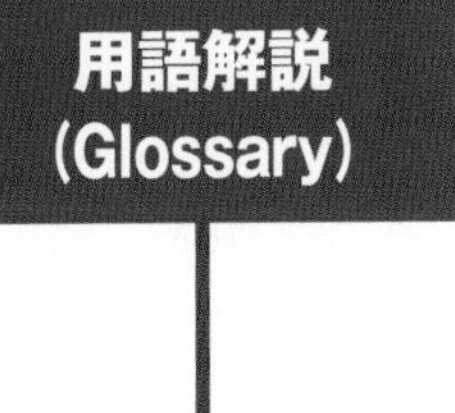

総合診療医が知っておくべき用語や診療のコツを示します．

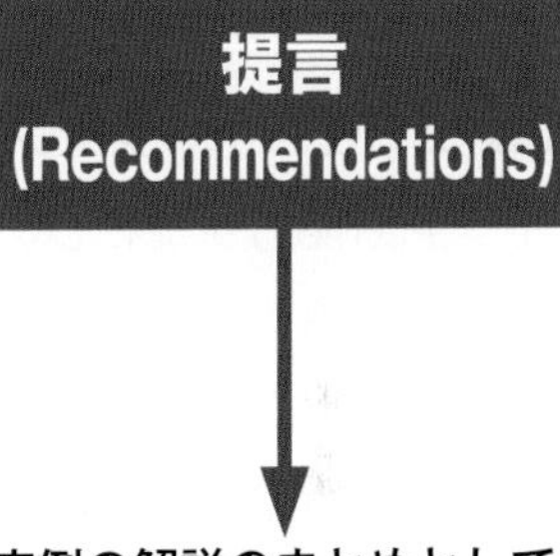

症例の解説のまとめとして，高価値なケアを行うための提言を掲げます．

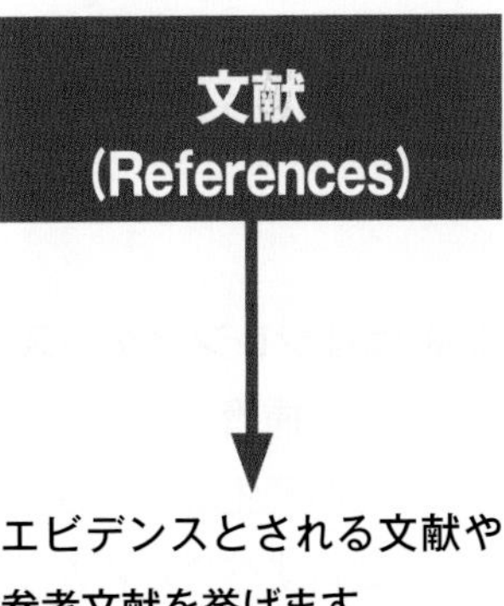

エビデンスとされる文献や参考文献を挙げます．

contents

contents

第 I 章
医療現場における臨床倫理

1　延命治療と臨床現場

2　医療現場における臨床倫理サポート体制の構築

3　臨床倫理とナラティヴ

1　延命治療と臨床現場

要旨

延命治療の中止・差し控えが許容されるには，①終末期であること，②患者の意思表示，③医学的無益性の3要件が必要であるが，それぞれに吟味すべき点があることを理解し，患者，家族，医療・ケアスタッフ内で意思統一できるようコミュニケーションをはかる必要がある．

また，終末期に備えて事前に患者と関係者間で話し合うプロセスをアドバンス・ケア・プランニングといい，適切な情報共有を支援する役割がプライマリ・ケア医に求められる．

Highlight

Life-sustaining treatment and clinical practice

The withholding and withdrawal of life-sustaining treatment is tolerated only when three conditions are met: (1) the patients are at the end-of-life, (2) the patients have made their intentions known, (3) all treatments are medically futile. However, there are several issues that need to be examined in the each condition. Clinicians should understand the issues, and discuss them with patients, family members, and medical and care-providing staffs to obtain a consensus.

The process of discussion among patients and other care members in preparation for end-of-life care is called advance care planning. Primary care physicians are expected to play a role in supporting by sharing information appropriately.

延命治療という，実施にも中止･差し控えにも倫理的問題があるこの難問に，頭を悩ませる人は多いであろう．

本稿ではまず，東海大学安楽死事件 **(Box 1)** の横浜地裁判決での治療行為の中止が許容されるための 3 要件 (①患者が治癒・回復不可能な末期状態にあること，②治療行為の中止を行う時点で患者の意思表示が存在すること，③治療中止の対象となる措置は死期への影響などを考慮し医学的無益性の判断に基づくこと) について吟味すべき点を示し，次いでアドバンス・ケア・プランニングについての私見を述べたい．

Box 1　安楽死・延命治療中止に関連した国内の主な事例

事案	時期	概要	司法処分等
東海大学医学部付属病院	1991 年 4 月	多発性骨髄腫入院中の患者の長男から「楽にしてやってほしい」と要望され，塩化カリウム等を注射して死亡させた．	殺人罪で懲役 2 年執行猶予 2 年確定 (横浜地裁)
国保京北病院	1996 年 4 月	末期がんで入院していた患者に医師の独断で筋弛緩剤を投与．約 10 分後に死亡させたとして病院長が翌年殺人容疑で書類送検された．	使用量が致死量に満たないため不起訴
川崎協同病院	1998 年 11 月	気管支喘息発作で意識不明状態の患者に対し，医師が家族に「9 割 9 分 9 厘脳死状態」などと説明し気管内チューブを抜管，苦しそうな呼吸をしたため准看護師に命じて筋弛緩剤を静注し，患者を死亡させた．	殺人罪で懲役 1 年 6 月執行猶予 3 年確定 (東京高裁)
道立羽幌病院	2004 年 2 月	食事の誤嚥で心肺停止となった 90 歳の患者に人工呼吸器を装着した後，主治医は「脳死状態で回復の見込みはない」と家族に説明し，人工呼吸器を外して患者を死亡させた．	殺人容疑で書類送検→因果関係認定困難で不起訴
射水市民病院	2000 年 9 月～2005 年 10 月	末期状態の患者 7 名 (54 ～ 90 歳) に対し，家族の希望により外科部長が人工呼吸器を外し，死亡させた．	医師 2 名を殺人容疑で書類送検→いずれも不起訴
和歌山県立医大附属病院紀北分院	2006 年 2 月	脳内出血患者の緊急手術後に人工呼吸器を装着．患者が脳死状態となり，家族の要望で医師が人工呼吸器を外し，死亡させた．	殺人容疑で書類送検→不起訴
多治見病院	2006 年 10 月	窒息で搬送され，人工呼吸器が装着された患者．文書による患者意思と家族の依頼で延命治療の中止が検討されたが，院長が県に相談し「国の指針がない」との意見で中止されず．	
亀田総合病院	2008 年 4 月	筋萎縮性側索硬化症 (ALS) 患者が延命治療中止の要望書を提出，倫理委員会はこれを尊重したが，院長が法的責任を理由に難色を示した．	
公立福生病院	2013 年 4 月～2018 年 8 月	透析導入時・治療中の患者と医師で透析治療を行うかどうか話し合い，非導入を選択した 17 名と中止を選択した 4 名が死亡．	東京都が病院を文書で指導 日本透析医学会が提言を改訂

■ 終末期*について

終末期というためには回復が困難という不可逆性が必要だが，この不可逆性がエビデンスで証明されている例は少ない．例えば認知症高齢者に対する胃ろう造設後の予後は本邦と海外の報告で差異が大きく，自宅退院後に意欲向上し経口摂取を再開できた例もある[1]．

回復困難な「状態」を特徴づけるのは生存期間の短さか，機能やQOLの低さかという点も明確な合意は存在しない．終末期医療に関連するガイドラインなど**(Box 2)**の中で，対象として死期の切迫を明記しているのは日本集中医療学会・日本救急医学会・日本循環器学会合同ガイドラインと日本透析医学会提言のそれぞれ一部のみで，終末期の必須条件とは考えられていない．機能・QOLの低さを終末期と考える場合の問題点は医学的無益性の項で後述する．

＊ 厚生労働省ガイドライン[2]では「人生の最終段階」という言葉を提唱しているが，本稿では文字数の都合で「終末期」と表記する．

■ 患者の意思表示

延命治療の中止・差し控えが社会的に許容される最大の根拠が，患者の自己決定権の尊重である．しかし，患者の言う通りにすることが直ちに自己決定権の尊重とは言えない場合があることに注意が必要である．

まず，患者には病状や治療の予想される結果等について適切な情報提供がされ，これを理解したうえでの決定でなければならない．ここで問題になるのは，医師は十分に説明したと思っていても周囲は不十分と感じている[3]というコミュニケーションギャップである．また，患者の意思表示が曖昧な表現(例えば「楽にして欲しい」)である場合，それが延命治療の中止・差し控えを意味しているのか，単に症状の緩和を望んでいるのかなどの解釈には最大限の慎重さが求められる．さらに精神疾患や混乱などにより判断能力が低下している患者の意思表示は，ただ尊重するだけでなく患者の最善についての判断との勘案が必要である．しかし認知症などによって判断能力が低下していても，患者の意思を全く無視して良いわけではなく，不快なことは嫌であるなどの残っている気持ちは尊重すべきである[4]．

現実には，意思決定が必要な終末期高齢者の70%は判断能力がない[5]．このとき本人の事前指示書があれば本人意思の有力な推定根拠とされるが，事前意

Box 2　終末期医療等に関連する国内のガイドライン・提言

作成主体	名称	対象
厚生労働省 (2018年3月)	人生の最終段階における医療・ケアの決定プロセスに関するガイドライン	予後が数日から2～3か月と予測できる場合，慢性疾患の急性増悪を繰り返し予後不良に陥る場合，数カ月から数年にかけ死を迎える場合を例示. どのような状態が人生の最終段階かは，患者の状態を踏まえて，医療・ケアチームの適切かつ妥当な判断によるべき.
日本学術会議 (2008年2月)	終末期医療の在り方について —亜急性型の終末期について—	終末期を急性型(救急医療等)，亜急性型(がん等で生命予後が半年以内)，慢性型(高齢者等)に分類し，本報告書では亜急性型を対象
日本医師会 (2008年2月)	終末期医療に関するガイドライン	定義なし (終末期であることの決定は，医師を中心とする複数の専門職種の医療従事者から構成される医療・ケアチームによって行う)
全日本病院協会 (2016年11月)	終末期医療に関するガイドライン ～よりよい終末期を迎えるために～	以下の3つの条件を満足 1) 複数の医師が客観的情報で治療により回復できないと判断 2) 患者・家族・医師・看護師等の関係者が納得 3) 関係者が死を予測し対応を考える
日本集中治療医学会・日本救急医学会・日本循環器学会 (2014年11月)	救急・集中治療における終末期医療に関するガイドライン ～3学会からの提言～	集中治療室等で治療されている急性重症患者に対し適切な治療を尽くしても救命の見込みがないと判断される時期 以下の4つを例示 1) 不可逆的な全脳機能不全 2) 生命維持に必須な複数の臓器が不可逆的な機能不全，移植などの代替手段もない 3) その時点の治療に加えるべき治療法がなく，近いうちに死亡することが予測される 4) 回復不可能な疾病の末期と判明した場合
日本小児科学会 (2012年4月)	重篤な疾患を持つ子どもの医療をめぐる話し合いのガイドライン	定義なし (子どもの疾患やその時々の状態は個別性が強い．生命維持にかかわる治療の差し控え等に対する意見が多様)
日本老年医学会 (2012年6月)	高齢者ケアの意思決定プロセスに関するガイドライン　人工的水分・栄養補給の導入を中心として	何らかの理由で飲食できなくなった高齢者
日本透析医学会 (2014年5月)	維持血液透析の開始と継続に関する意思決定プロセスについての提言	維持透析の見合わせについて検討する状態として①維持透析を安全に行うことが困難な場合，②患者の全身状態が極めて不良な状態を挙げ，②として以下の3つを例示 1) 重篤な脳機能障害のために維持血液透析や療養生活に必要な理解が困難 2) 悪性腫瘍などの合併で死が確実にせまっている 3) 経口摂取不能で，人工的水分栄養補給の離脱が困難

思には上記に加えて，事前意思を示した時点で終末期をどれだけ適切に想定できていたか，終末期までの途中で気持ちが変わっていないか，事前意思の表明は自発的なものか(誰かに強制または誘導されていないか)などが問題になる.

意思決定能力も事前指示書もないときの家族などによる推定意思は，偶然の範囲内でしか本人意思と一致せず[6)]，むしろ家族自身の価値観を優先しがちであるという点に注意が必要である．川崎協同病院事件東京高裁判決 **(Box I 1-1)** では，家族意思には「終末期医療に伴う家族の経済的・精神的な負担などの回避という患者本人の気持ちには必ずしも沿わない思惑が入り込む危険性がつきまとう」と懸念を示しており，東海大学安楽死事件横浜地裁判決は，家族が本人意思を推定するには「意思表示をする家族が，患者の性格，価値観，人生観などについて十分に知り，その意思を的確に推定しうる立場にあることが必要」としている．家族内で意見が異なるとき，家族内の関係性，本人と家族の歴史や人生観，家族の思いなどを含めたライフレビューを行うと有効なことがある[7)].

■ 医学的無益性

医学的無益,つまり「治療しても無駄である」という概念も延命治療の中止·差し控えに関してよく聞かれるが，何がなぜ無益なのかの定義は人によって異なる[8)]．無益を前述の回復可能性に近い意味の量的無益と，患者のQOLなどへの影響の質的無益に分ける考え方もあるが，とくに後者について他人は患者本人のQOLを低く見積もる傾向がある[9)]ことに要注意である．他者からはQOLが低く見える状態(例えば寝たきり，認知症，意識障害)であっても，本人自身がどう感じているのかを評価する姿勢を忘れると，QOLが低い人間は生きる価値がないというナチス時代の思想につながる「滑りやすい坂」を転がり落ちることになる.

また無益性の判断に，治療の規模(例えば点滴か呼吸器装着か)や本人の苦痛を考慮に入れることもあるが，治療規模の許容範囲(どこまでを「自然な治療」と考えるかなど)は人によって異なり，延命治療の中止・差し控えが必ずしも苦痛の軽減につながるとも限らない.これらの点も個別に話し合いで患者·家族・医療者の認識を統一させる必要がある.

■ アドバンス・ケア・プランニング

近年では，自身の終末期に意思決定能力が低下した場合に備えて，延命治療希望の有無だけでなく，そこに至る病状認識，患者の価値観，選好，治療・ケアの目標をあらかじめ話し合うプロセスであるアドバンス・ケア・プランニングが推奨されている[2]．この対応は理想ではあるが，現実には終末期の医療について家族や医療者などと話し合っている人は37～51%，書面を残しているのは3～8%にすぎない[10]．終末期について考えるとつらい気持ちになる人に無理やり話し合いを強いることは慎むべきであるが，そうではなく単に話し合うきっかけがない，必要性に気づいていないために話し合っていない人も多い[11]．機会をみて自身の患者や地域住民などに終末期についての話し合いのきっかけを作り，または正確な情報共有を支援する役割が，プライマリ・ケア医には求められるだろう．

■ Recommendations

- □ 延命治療の中止・差し控えが許容されるための3要件とそれぞれの問題点を理解し，患者，家族，医療・ケアチームとともに吟味し意思統一を図る必要がある．
- □ アドバンス・ケア・プランニングにおいて適切な情報共有を支援する役割がプライマリ・ケア医に求められる．

高価値な医療と低価値な医療　High-value Care & Low-value Care

高価値な医療

- □ 延命治療をめぐる意思決定において，3要件それぞれの問題点を患者，家族，医療・ケアチームとともに吟味し意思統一を図る
- □ アドバンス・ケア・プランニング(終末期に備えて事前に患者と関係者間で話し合うプロセス)の支援

低価値な医療

- □ 医師の価値観のみを正しいものとして他の関係者に押し付ける
- □ 患者の自己決定権を曲解して延命治療の決定に関わる医療者の責任を放棄し，他者(患者や家族など)に押し付ける

References

1) 須藤英一，英　裕雄. 86 歳時に胃瘻造設術を行い在宅で良好な経過をたどり家族の満足度が高い認知症の 1 例. 日本老年医学会雑誌. 2012; 49(1): 119-122.
2) 厚生労働省. "人生の最終段階における医療・ケアの決定プロセスに関するガイドライン."
https://www.mhlw.go.jp/file/04-Houdouhappyou-10802000-Iseikyoku-Shidouka/0000197701.pdf (参照 2019-3-23)
3) 浅井幹一, 佐藤労, 天野瑞枝. 高齢者終末期医療 高齢者は何処へ行くのか 終末期医療に対する認識. 日本老年医学会雑誌. 2008; 45(4): 391-394.
4) 大内尉義, 鳥羽研二, 太田喜久子, 他. 高齢者ケアの意思決定プロセスに関するガイドライン 人工的水分・栄養補給の導入を中心として. 日本老年医学会雑誌. 2012; 49(5): 632-645.
5) Silveira MJ, Kim SY, Langa KM. Advance directives and outcomes of surrogate decision making before death. N Engl J Med. 2010; 362(13): 1211-1218.
6) Miura Y, Asai A, Matsushima M, et al. Families' and physicians' predictions of dialysis patients' preferences regarding life-sustaining treatments in Japan. Am J Kidney Dis. 2006; 47(1): 122-130.
7) 松下　明. "治療とケアのゴールを話し合う 家族評価とライフレビュー." いのちの終わりにどうかかわるか, 木澤義之, 山本亮, 浜野淳編, 医学書院, 2017, pp 92-103.
8) 加藤太喜子.「医学的無益」はいかなる場面で有効な概念か. 生命倫理 . 2011; 21(1): 43-51.
9) 箕岡真子. ケアスタディ 終末期アルツハイマー病患者における延命治療の中止・差し控えの問題を考える ―倫理的・法的視点から (前編). 総合ケア . 2006; 16(11): 84-91.
10) 厚生労働省. "人生の最終段階における医療に関する意識調査報告書."
https://www.mhlw.go.jp/toukei/list/dl/saisyuiryo_a_h29.pdf (参照 2019-3-23)
11) 箕岡真子. 事前指示の有用性とその普及における今後の課題. 癌と化学療法 . 2008; 35(Suppl 1): 41-42.

(牧 信行)

2　医療現場における臨床倫理サポート体制の構築

―「臨床倫理コンサルテーション・サービス開始のための 10 のステップ」作成の試み

要旨

現在，国や学会の定めた意思決定プロセスガイドラインにおいては，必要に応じて医療チームが倫理コンサルテーション・サービスを利用することが推奨されている．しかしながら，病院の規模や地域性，スタッフの専門性などによって，どのような倫理コンサルテーション・サービスが適しているかは変化しうる．そのため，著者らは実際にコンサルテーション・サービスを立ち上げる際に検討すべき項目を 10 に絞り込んだうえで，それぞれの項目において，どのようなサービス提供体制が望ましいのかを決めていく際に手助けとなるような指針を作成した．

Highlight

Constructing clinical ethics support system in Japanese hospitals: A 10-step guide to developing a clinical ethics consultation service.

In present day Japan, it is recommended in the guidelines for decision making process as necessary for medical staff to make use of clinical ethics consultation services. However, there is some flexibility as to what kind of clinical ethics consultation services are appropriate according to the size, locality and staff's specialty in each hospital. Therefore, authors narrowed down items to 10 steps to consider at the beginning of clinical ethics consultation services. Then the authors described guidelines which can help to make decisions to reach to the appropriate framework in this article.

■ 倫理コンサルテーションとは

国や時代を問わず，医師は治療方針に関する困難な倫理的判断に直面しているが，近年になって医療者の「倫理的悩み」を組織として支援する仕組みが整えられつつある．医療現場における倫理サポート体制は，大きくは「院内指針の策定」「倫理教育の提供」「個別症例に対する倫理コンサルテーション」の3要素から構成されるが[1)]，近年特に注目されているのが，「倫理コンサルテーション」と呼ばれる営みである[2)]．

「倫理コンサルテーション」とは，医療者の直面した具体的な倫理問題に即して，問題の整理・分析を行ったり，課題解決のための助言を提供したりする一連の活動を指す．個人，チーム，委員会といった様々な形態で提供されており，米国においては20年前にすでに一般化している．院内指針や倫理教育が将来的な問題発生に対する予防的な役割を担うものだとすれば，倫理コンサルテーションは今まさに困難に直面している医療者に対するより直接的なサポートであり，現実の医療上の意思決定に大きな影響を与えうる点に特徴がある．

■「チーム」によるコンサルテーション

日本でも，主に2000年代以降，東京大学医学部附属病院や宮崎大学医学部附属病院などの一部の先駆的な病院を中心に，倫理コンサルテーションの提供体制が整備されてきた[3) 4)]．特に近年では，これまで主流であった倫理委員会によるコンサルテーションに加えて，専門の「チーム」によるコンサルテーション・サービスが増加しつつある[5)]．倫理コンサルテーション・チームは通常，医師，看護師，メディカルソーシャルワーカーといった多職種から構成され，場合によっては生命倫理学者や法律家が加わることもある．現場の医療者から相談を受けると，チームは症例に関する情報を収集し，必要に応じて関係者とのカンファレンスを開催し，倫理的問題の整理・検討を行う．最終的にチームとして特定の選択肢を採ることを推奨することもあれば，倫理的に許容可能な複数の選択肢を提示するに留める場合もある．チームメンバーの構成やコンサルテーション活動の進め方については特段の決まりやガイドラインは無く，施設の事情に応じて自由な活動が行われている．

著者らの所属する国立がん研究センター中央病院（NCCH: National Cancer Center Hospital）でも数年前から有志での症例検討会やインフォーマルな倫理コンサルテーション活動を行っていたが，2017年9月に病院の共通部門に臨床倫理支援室を設置し，2018年から公式な相談窓口を開設した（https://www.ncc.go.jp/jp/ncch/division/ethics/010/20171207144904.html）．

コンサルテーション・チームは2019年4月現在13名のメンバーからなり，相談内容に応じて4～5名程度のチームがその都度結成され，相談活動にあたっている．チームをリードするのは5名のコーディネーターであり，依頼者からの相談窓口もそのいずれかがなる（医師2名，看護師1名，法律・倫理の専門家2名）．大まかな流れとしては，まずは依頼者からコーディネーターに電話連絡が入り，病棟や診療科での議論状況を確認したうえで，チームとして相談を受けるかどうかを決定する．相談を受けることが決まると，電子カルテを通じてコンサルテーションのオーダーを出してもらう．その後，関係する医療スタッフとコンサルテーション・チームのメンバーによるカンファレンスが設定され，情報収集と問題の整理，関係者間での暫定的な合意形成が図られる．なお，最終的な助言や推奨はカルテを通じて伝えられ，一連の記録は診療情報とともにカルテに保存される．

■ 倫理コンサルテーションをどう立ち上げるか

ところで注意したいのは，全ての病院にとって上記のようなチームによるコンサルテーションが適しているとは限らず，個人や委員会によるコンサルテーションの方が妥当な場合もある，という点である．それはサービスの提供形式のみに限らず，誰を相談者とするのか，どのような組織として院内に位置づけるのか，相談をどう受けてどう返すのか，様々なバリエーションがありうる．実際，NCCHで上記の仕組みを構築するにあたっても，先行する国内外の医療機関の取り組みを参考にしながら，試行錯誤を繰り返してきた．倫理コンサルテーションは，あくまでも現場で生じる個別具体的な問題を扱うため，サポート体制の構築についても，病院の規模や役割を無視して標準的なモデルを示すことは難しい．

そこで著者らは，むしろこうした倫理コンサルテーションの多様性を前提としつつ，新たに体制整備を行う際に参考になるような指針が作成できないかと考え，検討を進めてきた．その結果作成されたのが，本稿のAppendixとして収録されている「臨床倫理コンサルテーション・サービス開始のための10のステップ」である（以下「10ステップ」と略）．この「10ステップ」は，病院組織において公式に倫理コンサルテーション・サービスを開始しようとする際に検討が必要な項目に即して，それぞれ取りうる選択肢を示しつつ，そのメリット・デメリットを整理したものである．

例えば，「誰から相談を受け付けるか」ということ一つとっても，病院職員誰でも相談可能とするのか，特定の立場に絞るのか（診療科長や看護師長など），さらには患者・家族からの相談を受け付けるのか，などを予め決めておく必要がある．NCCHでのコンサルテーション・チームの立ち上げに際しても，それぞれの項目について何かしらの議論があり，その都度他機関の取り組みを調べたり，チーム内で話し合ったりしてきた．そのため，「10ステップ」では，ステップごとの選択に際して，最終的にNCCHではどのような選択をしたのか，またそれにより生じた課題は何なのかについても併せて記載するようにした．もちろん，それは「正解」という位置づけではなく，いずれも不断の吟味により，今後も変化しうるものである．その点を踏まえたうえで，作成した「10ステップ」が実際に倫理コンサルテーション・サービスを立ち上げる際の参考となれば幸いである．

提言

現在，国や学会の定めた意思決定プロセスガイドラインにおいては，必要に応じて医療チームが倫理コンサルテーション・サービスを利用することが推奨されている．しかしながら，病院の規模や地域性，スタッフの専門性等によって，どのような倫理コンサルテーション・サービスが適しているかは変化しうる．そのため，著者らは実際にコンサルテーション・サービスを立ち上げる際に検討すべき項目を10に絞り込んだうえで，それぞれの項目において，どのようなサービス提供体制が望ましいのかを決めていく際に手助けとなるような指針を作成した．

院内に適正な臨床倫理サポート体制があることは，医療者にとっては倫理的な困難事例に直面した際に相談できる相手が確保されているという意味で安心感を提供するものである．また，一歩立ち止まって困難事例を多職種で話し合うことにより，自らの思い込みから解放され，当初は想定していなかった選択肢が見えてくることもある．その意味で，倫理コンサルテーションをはじめとする臨床倫理サポート体制の構築は，質の高い医療を実現するための必須のインフラとして位置づけられるべきである．

付記

本稿のAppendix（次ページ）として収録している「臨床倫理コンサルテーション・サービス開始のための10のステップ」は，国立がん研究センター研究開発費「がん専門病院における臨床倫理支援体制の構築に関する研究」および「がん医療における臨床倫理委員会の機能と役割に関する研究」による研究成果の一部である．また，作成に際しては，瀧本禎之（東京大学）および坂本康成（国際医療福祉大学熱海病院）から有益なコメントを得た．記して感謝したい．

References

1）Hester DM編．病院倫理委員会と倫理コンサルテーション．勁草書房，2009, pp 1-21.

2）堂園俊彦編．倫理コンサルテーションハンドブック．医歯薬出版株式会社，2019, pp 2-14.

3）Takimoto Y & Akabayashi A. Clinical ethics consultation in Japan: the University of Tokyo model. Asian Bioethics Review. 2011; 3 (3): 283-292.

4）板井孝壱郎．医療安全管理業務としての臨床倫理コンサルテーション―医療専門職の「責任」と患者からの「信頼」．臨床倫理．2014; 2: 6-16.

5）田代志門．コンサルタントとしての診療科横断チーム―倫理コンサルテーションチーム．治療．2018; 101(1): 72-75.

Appendix　臨床倫理コンサルテーション・サービス開始のための10のステップ

はじめに

近年，医学の進歩に伴う治療選択肢の増大や患者・家族の価値観の多様化に伴い治療方針の決定が複雑化しています．こうした環境の変化に対応するためには，医療スタッフと患者・家族の間での合意形成を支援する仕組みが必要であると考えられており，米国においては既に2000年の時点で400床以上の全病院において臨床倫理コンサルテーションの体制が整備されています．

国立がん研究センター中央病院（NCCH: National Cancer Center Hospital）では，2017年に共通部門に臨床倫理支援室を設置し，「患者中心のがん医療の実現」という理念のもと，2018年5月より職員に対する臨床倫理コンサルテーション・サービス（CECS: clinical ethics consultation services）の提供を公式に開始しました．本ステップは，その過程で参照した国内外の医療機関の取り組み並びに関連する文献等に基づき，チームを立ち上げる際に一般的に検討が必要だと考えられる点を整理したものです．

また併せて各ステップには2019年3月時点でのNCCHコンサルテーション・チームの現状についても参考として記載しています．どのような体制をとるかは各医療機関の体制や利用可能なリソースによって大きく変わるため，唯一の正解はありません．ただし，これからチームの立ち上げを検討している医療機関にとって，NCCHでの立ち上げに伴う試行錯誤の際に学んだことが何らかの参考になれば幸いです．

なお，本ステップの内容はあくまでも病院が組織としてCECSを提供する際の考慮事項を記したものであり，インフォーマルなコンサルテーション・サービスは念頭に置いていません．そのため，インフォーマルな相談や助言を実施している場合には必ずしも考慮する必要が無い事項(特に組織的な位置付け等)が含まれていることにご注意ください．また，病院組織としてコンサルテーション・サービスを公式に開始するに至っていない場合については，別途「補遺　コンサルテーション・サービス開始を決める以前のこと」を参照してください．

1. コンサルテーション・サービスの目的を決める

Option1：当事者とは独立した立場から具体的な助言・推奨を行うことを原則とする

Option2：当事者間の対話を促し，合意形成を図ることを目的とする

CECSの提供を開始するに際して，まずはサービス提供の目的を定める必要があります．その際議論になるのは，CECSが当事者（主治医や担当看護師など）から独立した立場から具体的な助言・推奨を提示することを目指すのか，それとも当事者間での合意形成のプロセスを支援することに重きを置くのか，という点です．一般的なコンサルテーションでは，当該領域の専門家の立場からの具体的な助言・推奨が必要になりますが，「倫理問題」に対して専門家による解決を期待して良いのか，という指摘もあります．むしろ倫理コンサルタントの役割は純粋なファシリテーターであり，当事者間の話し合いを活性化する触媒に留まると考えれば，話し合いのプロセスを管理し，合意形成を支援する立場に徹するべき，という発想も成り立つでしょう．実際，このような役割を念頭に置いて，以前は「臨床倫理コンサルタント」という言葉よりも「臨床倫理コーディネーター」という名称が好んで使用されていました．

もっとも，実際には施設ごとにこの2つの側面をうまく「ブレンド」してCECSの活動が進められていることが多いようです．例えば，仮に具体的な助言・推奨を提示するとしていても，実際には複数の許容可能な選択肢を示すに留める場合には，「コーディネーター」的要素が取り入れられています．また，最終的に特定の選択肢を「望ましいもの」として示すにしても，その過程で倫理カンファレンスの開催などを通じて，当事者間での合意形成が図られている場合には，「コンサルタント」的な要素は小さくなっています．この両者の間のどのあたりにCECSの活動を位置づけるのかは，施設の考え方次第であり，それがCECSの目的に影響することになります．

NCCHでの実際

NCCHでは原則としてCECSの提供に際しては一定の助言・推奨を行うこととしています．これは一つには，純粋な話し合いの場としては別途月例の倫理カンファレンス（NCCH臨床倫理カフェ）が設けられており，具体的な回答をすぐに要さないものについてはそちらで扱うことが可能だから，という理

由があります．

ただし，実際の相談対応においては，チームメンバーと主治医や担当看護師との倫理カンファレンスが病棟で実施され，そこでの合意事項が推奨内容に反映されているのも事実です．その点では，具体的な助言・推奨を原則としつつも，その過程で「コーディネーター」的要素をある程度反映している，と言えます．

2. サービスの提供主体を決める

Option1: 委員会形式

Option2: チーム形式

Option3: 個人形式

サービスの提供主体としては，通常は委員会形式，チーム形式，個人形式の3つがあり，それぞれの長所と短所があるとされていますが，以下の表はそれぞれの形式について端的にまとめたものです．なお，この中の「多角的」とは，複数の専門性や属性を持った人々が集まることで検討の視点が多くなることを意味します．同じく「批判的」とは，臨床現場から距離のある場で厄介な問題事案として扱われてしまい，結果として，問題に対応できない臨床現場を責めるような意見が出る場合もあることを意味します．

CECの3つの形式

	長所	短所
委員会形式	多角的 公式的	機動性が低い 批判的
チーム形式	機動性が比較的高い	常時人材がいることが前提
個人形式	機動性が高い	多角性が低い

Aulisio M. Encyclopedia on bioethics. 3rd ed. 2003

日本では多くの病院組織が委員会形式を選ぶ傾向にあるのに対し，アメリカではチーム形式が多く採用されています．ただし，どういった形式が最適かは，医療機関の規模や利用可能なリソースにより多様だと考えられます．例えば，それほど規模の大きくない医療機関であれば，委員会形式であったとしても委員会と依頼者との関係の距離は近く，委員会形式の欠点はあまり気にならないかもしれません．また，大規模な医療機関で専門性の高い職員がCECSの提供に多くのエフォートを割ける場合などは，個人形式の方が現実的かもしれません．

NCCHでの実際

NCCHでは，基本的にはチーム形式を取っています．多職種からなる15名の職員がメンバーとして指名されており，そのうち5名が「コーディネーター」の役割を担っています（コーディネーターの内訳は医師2名，看護師1名，倫理・法律の専門家2名）．依頼者からの相談はコーディネーターの誰かが受け，相談の内容に応じてメンバーから数名を指名して相談活動を進めています．

ただし，生命維持治療の中止や生命にかかわる治療拒否に関しては，相談窓口はチームですが，最終的な決定は臨床倫理委員会での審議を経て，病院長の了承の下で進められる仕組みになっています（次ページ図　NCCHにおける臨床倫理対応の流れ）．その意味では，相談活動のうち，病院にとって「重い」案件のみは委員会で審議することになっており，チーム形式と委員会形式の混合と整理できます．

図　NCCHにおける臨床倫理問題への対応の流れ

臨床倫理対応フローチャート

臨床現場（申請者）

電子カルテによる申請
＜対象＞
職員が直面する倫理的な配慮が必要な診療行為に係るすべての課題
（高難度新規医療技術等評価委員会，研究倫理審査委員会の対象課題は除く）

臨床倫理コンサルテーション・チーム

非該当

以下のいずれかに該当
○　終末期状態にある患者の生命維持治療の中止に関すること
○　生命を脅かす可能性のある診療拒否に関すること
○　その実施により患者の死亡その他の重大な影響が想定される保険給付の対象に至っていない新規医療技術の導入に関すること
○　その他，委員会で審議する必要があると委員長が判断する課題

申請書提出

臨床倫理委員会委員長（診療担当副院長）

迅速審議要 / 迅速審議不要

臨床倫理小委員会 / **臨床倫理委員会**

審議記録報告 / 審議記録報告

病院長

可・否・要再審議を決定 / 可・否・要再審議を決定

通知（文章） / 通知（文章）

診療現場（申請者）

診療現場（申請者）所属診療科による最終判断・IC（面談票）・実施・記録

実施結果報告 / 実施結果報告

臨床倫理委員会委員長（診療担当副院長）

3. 病院におけるサービス提供主体の位置づけを決める

Option 1：病院倫理委員会の活動の一環として位置づける

Option 2：病院倫理委員会とは独立した主体として位置づける
（部門の新設など）

サービス提供の主体を「委員会」とした場合は，委員会が病院組織のなかに位置づけられている限りにおいて，サービス提供者は明確です．これに対して，チームや個人がサービス提供の主体となった場合には，どのような立場で助言を行っているのかを明確にする必要が生じます．一つの方法としては，CECS を提供する部門を新たに作る，ないしは既存の部門の活動に CECS を明確に位置づけ，業務規程の中に定める，というものが考えられます．もう一つの方法は，委員会の下部組織として CECS を行うチームや個人を位置づけ，委員会活動の一環として CECS を運用するという方法もあります．特に国内では最初に委員会が設置され，その後コンサルテーション・チームが立ち上がることが多く，この方式が好まれています．

NCCH での実際

NCCH では，最初にコンサルテーション・チームが半公式的に立ち上がり，その後に臨床倫理委員会を病院の公式な組織として設置することが決まり，コンサルテーション・チームと委員会が役割と責任を分担しながら機能するために，前掲の表（ステップ 2 参照）が示す仕組みを考えました．原則としてチームは委員会とは独立して CECS を職員に対して提供しており，生命維持治療の中止等の特定の判断を行う際にのみ，チームの判断で委員会の開催を依頼するという構造になっています．これらの一連の活動の中心を担うため，特に CECS の提供主体として，新たに「臨床倫理支援室」を病院の中央部門に設置しました．臨床倫理委員会とコンサルテーション・チームの組織や活動については，規程と細則で定めています．

以上の体制は，問題の質に応じて委員会の活動の一環としてサービスを提供する場合とそうでない場合を使い分けている体制になっていると整理できます．

4. 依頼者の範囲を決める

Option1: 依頼者は病院職員のうち，一定の範囲とする
（主治医からの依頼に限定する等）

Option2: 依頼者は病院職員のうち，誰でも構わないとする
（さらには患者・家族からの相談も受け付ける）

サービス提供主体が決まると，次に依頼者の範囲を考えることになります．最も広い範囲でサービスを提供する場合は，患者・家族等から直接相談を受ける体制を整えることになります（実際，アメリカのCECSではこの体制を取ることが多いようです）．ただし，日本の病院ではまだCECSに十分なリソースを割くことは難しく，まずは医療者の支援を通じて患者の意思決定を支援するという形から始まっているため，実際には依頼者は職員に限定していることがほとんどです．

さらに日本の特徴としては，依頼を出せる職員を「主治医」や「診療科長」のように限定している場合があることも少なからずあるようです．これは当該症例の意思決定に大きく関与する人を必ず巻き込むことで助言後の対応を円滑化するという目的があるとともに，病棟や診療科といった組織の垣根の強さを反映している面もあります．

NCCHでの実際

NCCHでは現在のところ依頼者の範囲は「全ての病院職員」とし，職種や立場を問わないとしていますが，患者･家族からの依頼は受け付けていません．CECSの提供体制が成熟し，慣れてくれば患者・家族からの依頼への対応も一つの選択肢として現実化する可能性がありますが，その際にはまた改めて組織的な検討が必要になると考えられます．

5. 取り扱う問題の範囲を決める

Option1: 広く何でも相談できるようにする

Option2: ある程度絞られた問題に対応するようにする

CECSの対象となる範囲は「臨床倫理上の課題」ですが，その具体的な範囲を示し，依頼者と相談内容のイメージを共有することは大切です．あまり相談内容に絞り込むと依頼者は相談しにくく，逆にまったくイメージが湧かなければ何を依頼したら良いのかわかりません．また，あまりに相談内容を広げすぎ，職場のハラスメントや人間関係のトラブルに関する相談まで引き受けてしまうと，CECSのミッションは曖昧になり，関わるチームメンバーのモチベーションを下げかねません．そのため，CECSで扱う問題の範囲をある程度規定しつつ，依頼者に対して情報発信をする必要が生じます．その際に，なるべく広い範囲で相談を受け付ける方向で考えるのか，それともある程度限定的な問題を受け付けるようにするのかは検討が必要です．

NCCHでの実際

NCCHでは職員に対して，倫理的課題の内実を「何が患者にとっての最善かについて，関係者間で意見が対立している，判断に迷いがある症例」と説明したうえで，以下の10項目を具体的なテーマとして挙げ，コンサルのオーダー画面でもいずれかの項目を選択してもらうようにしています（ステップ6参照）．これによって，CECSの対象となる範囲についてサービス提供者と依頼者との間で一定の理解を共有することができるのではないかと考えています．

なお，これらの10項目は，国内で出版されている臨床倫理ケースブックの事例を整理するなかから出てきた項目です．

- がん治療一般（積極的治療の是非や補完代替療法の希望など）
- 生命維持治療（DNR・輸液・呼吸器など）の差し控え／中止
- 終末期鎮静
- 妊孕性（にんようせい）の温存
- 告知（本人への情報提供の制限）
- 同意能力・代理決定・事前指示
- 治療拒否
- 療養場所の選択
- 医療資源（スタッフの配置など）
- 抑制・行動制限

6. 相談を受け付ける方法を決める

Option1: 電話やメールでの相談を受け付ける

Option2: カルテ上のオーダーによって相談を受け付ける

実際のCECS提供の手順で，意外と重要なのは相談開始のプロセスです．特に大きな選択としては，電話やメールによる相談受付だけとするのか，カルテ上のオーダーが出せるようにするのかという点です．後者についてはカルテシステムの改修費用が発生するため，組織的な意思決定が必要ですが，カルテに組み込まれることで相談記録の管理や守秘性の担保について別途検討する必要がなくなりますし，その他の他科依頼と同じような感覚で医療者がオーダーを出すことも可能になります．また，カルテの改修を行わなくとも，相談受付や回答などをカルテに記載することとを必須とするかどうかでも全体の方針は大きく変わります．

また，チーム形式や委員会形式で相談を受け付ける場合には，「誰が」相談窓口になるかを決める必要があります．例えば，チーム形式であれば，特定のメンバーが，委員会であれば委員会事務局や特定の委員が窓口になることがあります．負担を分散させるために，曜日で窓口となるチームメンバーや委員を決めておく，という方法もありますし，相談窓口となるメンバーの連絡先を一覧で並べておき，依頼者に選んでもらう，という方法もあります．

なお，相談活動が軌道に乗ってくると，対応可能な時間帯についても明示する必要が出てくる可能性があります．実際，アメリカの大病院では24時間365日対応を謳うところもありますが，日本の多くの病院でこれを標榜するのはなかなか難しいのが実情です．ただし休日や夜間であるからこそ深刻な相談になることもあり，実際の対応をどうするかは悩ましい問題です．

NCCHでの実際

NCCHでは，まずは電話で5名いるうちのいずれかのコーディネーターに連絡してもらい，相談を受けるかどうかの判断をしてから具体的な相談内容を電子カルテ上のオーダーシステムで出してもらうようにしています．ただし，これはたまたま電子カルテの改修が可能になったからできていることであり，全ての医療機関で必須ではないと考えています．

一般の病院であれば，それほど相談数が多いことは考えにくいので，紙の資料で管理することも一案ですし，カルテの所定の箇所に記載することというルールを設けて運用しても良いと思います.

7. 事例の検討方法を決める

Option1: 特定の手順を指定する
（4 分割表の使用，倫理カンファレンスの開催等）

Option2: 特定の手順は指定しない

相談が開始された後には，実際に症例に関係する情報を収集し，具体的な助言の作成に向けて動き出す必要があります. その際, 依頼者に一定のフォーマットを埋めるなどの作業を課す，あるいはサービス提供者の方で一定のフォーマットに従って問題を整理し，分析するなどの手順を定めるかどうかを検討する必要があります. 一定のフォーマット（例えば 4 分割表）などのような情報整理を必須とすると, 検討が進みやすく情報共有にも有用ですが, 相談へのハードルを上げることになります. そのため，こうした整理はサービス提供者側で行う体制がとられることもあります（ただ今度は提供者側の負担が増えます). そのため，事例検討にあたって特定のフォーマットを定めるかどうか（またそのフォーマットの中身をどうすべきか）については慎重に検討する必要があります. 実際に作成するとなれば，幾つか公開されているフォーマットもあるので，それらを参考にするのも一つでしょう（文献を探すと，東京大学，宮崎大学，横浜労災病院などのフォーマットを見ることができます).

もう一つ手順として大きいのは，助言を提供するに際して，依頼者側の当事者（主治医や担当看護師等）とサービス提供者側とでカンファレンスを開催することを必須とするかどうかです. 込み入った症例の場合には，当然ながら依頼者側と十分に話し合わなければ何が問題なのかさえ把握できない恐れがありますが，比較的簡単な症例の場合にもカンファレンスの開催を必須とするかは判断が分かれるところです. カンファレンス開催には日程調整，場所の確保，議事録の作成などの付随する業務も伴うため，この設定の仕方でサービス提供者側の負担は相当程度変わると思われます.

NCCHでの実際

NCCHでは，現在特定のフォーマットを埋めることを依頼者側にもサービス提供者側にも課していません．ただし，依頼者側には最低限以下の5点を伝えるようにお願いしています．これらがいわば「弱いフォーマット」として機能しています．

① 依頼者の氏名・所属，連絡先（PHSなど）
② 患者氏名・カルテID，入院の場合は病棟名
③ 相談したいこと（決めなければいけないこと，具体的な選択肢）
④ 最終回答の希望期限
⑤（可能であれば）症例の経過のまとめ

また以上の依頼者側へのお願いと併せて，チーム側のマニュアルには以下の「相談時に聞くべきポイント」を箇条書きで定めています．そのため，チーム側のフォーマットはありませんが，この「ポイント」に依拠して重要な情報を漏れなく入手することを促すようにしています．

＜相談時に聞くべきポイント（ケースごとに取捨選択）＞

○医学的・看護ケア的事項
- 現在の治療内容と患者の状態（予後や苦痛の有無を含む）
- 今後予定している治療方針と，それにより予測される患者への影響
- 現在の治療及び予定する治療に対して，代替可能な治療方法の有無とその内容

○患者のプロフィールや環境
- 本院への受診や入院の経緯（前医・後医関係）
- 患者の社会的環境（家族や支援者の有無，福祉サービスの利用状況など）
- 患者の経済的状況
- 患者の職業，信仰，バックグラウンドなどパーソナリティ関係

○医療従事者の考え
- 相談したいことに関する依頼者自身の考え

・ 相談したいことに関する他の医療従事者の考え（チーム内の意見，看護師の意見，上司の意見など）

○患者などの考え

・ 患者の同意能力の状態
・ 現在の患者本人の意向や考え
・ 現在の患者本人の考えが不明な場合に，それを推測できるものの有無（元気な時の会話内容，文書など）
・ 患者家族など近親者の意向や考え
・ キーパーソンの有無

○その他

・ 臨床研究や症例報告との関連性
・ 医療資源の配分的な問題

なお，カンファレンス開催は現時点では任意としており，電話での相談者からの情報収集やのみとの話し合いで助言を返している場合もあります．ただし，関係職種を集めたカンファレンスを開催した方が議論は深まり，最終的な助言の質も向上する傾向にあるのは事実です．その一方で，多職種カンファレンスの開催は一定の負荷をチーム側と相談者側の双方にかけることになるため，この辺りのバランスをどうとっていくかが課題になっています．

8. 助言の返し方を決める

Option1: 原則として文書により助言を返す

Option2: 必ずしも文書にこだわらずに助言を返す

事例の検討が終わったら，実際に依頼者に回答を返すことになります．助言の返し方の大きな方針としては必ず最終的な回答を文書で返すことにするのか，口頭での回答も許容するのか，という点があります．電子カルテを介した依頼の場合には，通常は文書で返すことになると想定されますが，その内容についても，どの程度の詳細な回答を返すのかは判断が分かれるところです．チーム形式や委員会形式でCECSを提供している場合，文書による回答は，コンサルタント側で関わる複数の人間の間での内容の確認を容易にしますし，依頼者側とのコミュニケーション上のトラブルを少なくすることができるという点ではメリットがあります（言った／言わないという問題を回避できるため）．

しかしその一方で，CECSが幅広い問題を扱い，日常的に多くの相談を受けるようになれば，全てを文書にまとめて回答することにはコストがかかるのも事実です．また，CECSの活動の目的が当事者間の合意形成の支援にある場合には，特定の推奨事項を文書化して回答するよりも，話し合いのプロセスについての記録があればよく，その意味で回答の文書化にはこだわらない，といった考え方もあり得ます．ただし，いずれの場合にも後に見るように，相談記録の作成は必須であり，CECSの提供者側で回答の概要を記録する，あるいは倫理カンファレンスの議事概要を記録しておくといった必要は生じます．

なお，回答の文書化とは異なる問題として，相談から回答までの期限を設けるかどうか，という点も検討しておく必要があります．多くの相談では時間的余裕がないことも多く，可能な限り早く回答が求められることがありますが，依頼者側に回答が必要な日時の要望を確認した上で，現実的な制約としてどの程度の時間がかかるのかを依頼者に予め知らせておくことは大切なことです．また，問題としては，回答に至るまでの情報共有に関して，どのような手段をとるのか，ということも検討する必要があります．電子カルテを介した相談システムが組める場合には，電子カルテ上のやりとりが基本となりますが，電子カルテにアクセスできない環境で相談に参加することもあり得ます．その場合，患者や組織の秘密事項又は個人情報の漏えいに十分に配慮しながら，メール等でやりとりできる範囲を定める等のルールを事前に決めておく必要があるでしょう．

NCCH での実際

NCCH では，助言の伝達方法としては最終的な回答はカルテを通じて文書で提供しています．チーム形式で CRCS を提供しているので，回答を文書化しない限り，チームメンバー間での明確な意思統一が図りにくい，というのもその一つの理由です（なお，当然ながら患者情報についてはメールなどではやりとりせず，患者情報の含まれない回答案についてのみメンバー間でメールなどで回覧し，最終案を決定しています）．

なお，最終的な回答の作成には一定の時間がかかるため，実際には依頼者との面談や病棟でのカンファレンスの時点で，基本的な助言の方向については口頭で伝えています．依頼者は，その場で伝えられた基本的な方向性に基づいて，緊急の問題については対応することも可能になります．依頼者に対しては，原則として相談依頼があってから 3 営業日以内に回答することとしていますが，土日を挟んでしまうと，カンファレンスを行い，文書での回答案の確定するまでに 1 週間弱かかってしまうのも事実です．

9. 相談記録の作成・保存方法を決める

Option1: 原則として相談記録はカルテ内に残る仕組みとする

Option2: 原則として相談記録はカルテに残さず，サービス提供者が別途保管する

相談の記録をどのように保管するかもまた実務上は重要な点になります．CECS は実践して，その回答や助言の内容それ自体も重要な意味を持ちますが，病院内で臨床倫理の難しい問題に対して，組織的な対応をしていることを示すことも重要な意味を持ちます．そのことを示すために，一定の内容をカバーする記録を作成することは，面倒な作業であっても欠かすことはできません．カルテへの記録を原則とした場合も，どのくらい詳細な記録をカルテに記載すべきか慎重に判断する必要があります．

NCCH での実際

NCCH では，原則として相談内容，回答，面談や倫理カンファレンスの記録がカルテに残るようにしています．また，これとは別に回答案の作成のプロセスでの議論等については，臨床倫理支援室で相談内容と併せて保存しています．

10. 相談結果の評価・フォローアップの方法を決める

Option1: 一定のフォーマットで依頼者にCECSの評価を求める

Option2: 一定のフォーマットで依頼者にCECSの評価は求めない

最後に，相談結果の評価やフォローアップをどうするかを決めておく必要があります．アメリカではCECSでは定期的に活動を見直すためにも依頼者からの評価が推奨されており，詳細なフォーマットで評価を行っている医療機関もあります．ただしその一方で，評価は依頼者に一定の負担をかけることになるうえ，どのような評価が妥当なのかについては必ずしもコンセンサスはありません．国内でも体系的な方法で依頼者からの評価を受けている医療機関は限られています．

NCCHでの実際

NCCHでは，現時点では依頼者からの評価方法は定めていません．ただし，結果についてはフォローできるように依頼者用のマニュアルには「相談が終わった後の医療チームの最終判断についてもカルテへの記載をお願いします」と記載しています．それらについてはチームメンバーが事後的に確認し，助言後の顛末を相談内容と併せて記録に残しています．
ただし，いずれ相談件数が増え，専従でCECSを提供するスタッフを雇用するなどの状況になれば，体系的に依頼者からの評価を受ける必要も生じる可能性があります．コンサルテーションの質の確保という点でも今後の課題です．

補遺　コンサルテーション・サービス開始を決める以前のこと

本ステップの内容は，あくまでも病院として正式にCECSを提供することが決まった後に検討すべき点を整理したものですが，実際には，それ以前にそもそも病院としてこうした活動に意義を認め，職員が一定のエフォートを割いたり，研修費用が必要であればその費用を負担したり，電子カルテ改修を行ったりするなどを許容することが必要になります．現実には，自然の流れでそうした決定に至ることは少なく，モチベーションを持った職員が粘り強く地道な活動や交渉を続け，たまたま理解のある幹部職員が存在したときにようやく実現することが多いように思います．ここではそうした決定に至る際にヒントになりそうなことを幾つか箇条書きで挙げてみます．

臨床倫理に関する院内の研修会を企画する

もっともオーソドックスな手法ですが，そもそも病院内に関心のあるスタッフがどのくらいいるのか，どこにいるのかがわからない場合には有効です．何回か開催して毎回出席してくれるスタッフは明らかに関心が高いでしょうし，「仲間集め」をするには重要な機会になります．病院には必修の研修が多く，「研修疲れ」している現状もありますから，最初はなかなか参加者が増えないかもしれませんが，あきらめずに継続することが大事です．特に病院長を始めとした病院幹部にはぜひ出席してもらい，臨床倫理の重要性について認識を深めてもらいましょう．仕組み作りにはボトムアップな取り組みとともに，トップダウンの要請が欠かせません．

なお，研修会開催には費用がかかることが多いので，それをどこから拠出するか，という問題も検討する必要があります．病院からの拠出が難しい場合には，ボランティアで来てくれる人を探す，院内のリソースをうまくつかう，臨床倫理に関係する研究費を利用するなど，さまざまな方法が考えられます．

厚労省ガイドラインなどの発出・改訂のタイミングをうまく使う

研修の企画とも関わりますが，臨床倫理に関係する各種ガイドラインの周知の必要性を病院幹部に認識してもらい，そのための研修会を行ったり，それを運用するために必要な仕組み作りを提案したりすることも大切です．多くの病院職員にとって関係する重要なガイドラインの例としては，厚生労働省の「人生の最終段階における医療・ケアの決定プロセスに関するガイドライン（2018年3月改訂）」ですが，その改訂はとても良いタイミングになります．また，厚労省ガイドライン以外にも，臨床倫理に関係する各種学会のガイドラインの発出・改訂の際に，研修や仕組み作りの検討を提案することも可能です．具体的には次のようなガイドラインがそれに該当します．

- 日本小児科学会「重篤な疾患を持つ子どもの医療をめぐる話し合いのガイドライン」(2012年)
- 日本緩和医療学会緩和医療ガイドライン委員会編「終末期がん患者の輸液療法に関するガイドライン (2013年版)」(2013年)
- 日本老年医学会「高齢者ケアの意思決定プロセスに関するガイドライン」(2012年)
- 日本透析医学会「維持血液透析の開始と継続に関する意思決定プロセスについての提言」(2014年)
- 日本救急医学会・日本集中治療医学会・日本循環器学会「救急・集中治療における終末期医療に関するガイドライン」(2014年)
- 日本緩和医療学会「がん患者の治療抵抗性の苦痛と鎮静に関する基本的な考え方の手引き 2018年版」(2018年)

なお，厚労省ガイドラインの周知に関しては，2017年度より厚生労働省委託事業として「患者の意向を尊重した意思決定のための相談員研修会」が全国各地で開催され，病院単位で多職種チームが参加し，ガイドラインの運用について学ぶことができる体制が整備されています．この研修の修了生は，厚労省ガイドライン解説編においては，当該施設でCECSの提供を担う職員になることが期待されており，この研修会への参加を一つのきっかけとして所属施設での仕組み作りを提案するというのも一つの方法です．

医療機能評価のタイミングをうまく使う

各種ガイドラインの発出･改訂と並んで，臨床倫理の支援体制の見直しのきっかけになるのは医療機能評価です．とりわけ，現在の医療機能評価では単に委員会があるということよりも，実際に具体的な事例に関して多職種で倫理問題を話し合う場があるかどうかが重視されているようです．そのため，医療機能評価に向けて，臨床倫理の講演などを組み，そこで倫理コンサルテーションや倫理カンファレンスの重要性を幹部職員に認識してもらえば，スムーズに話が進むこともあります．

ただし，この手の急に作られた仕組みはいったん機能評価が終わってしまえば忘れられてしまい，継続的な取り組みになりにくいのも事実です．そのため，実際に医療機能評価の年が来てからこうした準備を始めるのではなく，数年前から段階的に準備を進めておくことが重要です.

「問題事例」対応のタイミングをうまく使う

病院のなかでは年に数件, 何が患者にとっての最善かをめぐって医療スタッフ間で大きな意見対立が生じるような事例が出てきます. 例えば, 輸液や人工呼吸器といった生命維持治療の中止に関わるような事例や宗教的理由による輸血拒否に関する事例がその代表例でしょう. こうした事例が現れた時に, 既存の病院の仕組みがうまく対応できず, 職員の間に不全感が生まれた時は, ある意味CECSの開始を検討する良い機会ともいえます.

ただし, 注意したいのは, こうした問題事例からCECSを開始すると,「何か問題があるから相談をする」というふうに, 臨床倫理コンサルテーションが組織や医療者を守るための手段だと誤解されかねない点です. そのためにも, CECSを開始する際や関係する研修会などで, 繰り返しCECSの目的を説明することが必要です.

(田代 志門・一家 綱邦・里見 絵理子・清水 千佳子)

3 臨床倫理とナラティヴ

要旨

物語／ナラティヴを臨床倫理に導入すべき理由を一言で要約するならば,「物語は臨床倫理の地平を拡げる」である. 物語は我々が患者と協働すること（共同著作）を促し, 患者の臓器や疾患に向けられていた関心を患者自身に向けることを助け, 患者を深く理解することを可能にし, 患者の苦境に向き合う手段を提供し, そして, 患者の幸福を目指す最大限の倫理を達成するために何をなすべきかを告げ知らせるからである.

Highlight

The role of narrative in medical ethics

The reason why we need stories of patients in clinical settings is because stories of patients urge us to work with patients, redirecting our attention from organs and diseases to the patients themselves. This will help us achieve an in-depth understanding of patients' illness experiences, and provide a means to face patients' suffering which will direct us towards what we ought to do in order to achieve the happiness of patients.

Challenge Case：終わらない戦争

患者は84歳の男性（オジィ：沖縄では男性高齢者を親しみを込めてこう呼ぶ）．多発転移のある前立腺がんの終末期である．本人と家族の希望でなるべく在宅で療養しているが，今回は尿道カテーテルの閉塞に伴う尿路感染のためにやむなく一時沖縄のとある病院に入院することになった．ところが，入院すると日中は穏やかだが夕暮れから翌朝にかけては暴言が繰り返され，人が変わったようになってしまったのである．

「最近のオジィは政治家みたいだよ．大声をあげたり，とにかく偉そうにしている．こんな人じゃなかったのにね」

というオバァの言葉に対して，主治医は，

「これはせん妄といって，病気のあらわれの１つなんですよ．本人の性格は関係ありません．精神科の先生とも相談しながら薬の調整をしていますが，なるべく早く帰るのが一番の治療かもしれませんね」

とオジィを弁護した．するとオバァはおもむろに病院の窓から見える，先の太平洋戦争の沖縄戦にて日本軍が２か月にわたって抵抗・玉砕した悲憤の山を指さしながら，

「あそこでオジイは戦争をしたんだよ．少年兵として，あの山を駆け回っていたんだ．だから，あの山が見える場所にいると，どうしても戦争のことを思い出してしまうんだね．先生，オジィは戦争をしているんだよ」

と少年兵だった若き日のオジィの物語を語り始めたのである．確かにオジイのカルテには「いまだ～！突撃～！ひるむな～～～ぁ」の号令であるとか，ワゴンをゴロゴロと言わせながら検温にゆくと「戦車が来たぞぉ 隠れろ～！！」など，戦争を連想させる言葉が記載されていたそうである．入院７日目の夜，ついにオジィは行動に出てしまう．点滴の管を引き抜き，点滴台を槍のように構えて「や～」と看護師に突撃してしまったのである．予定されている残りの抗菌薬治療の間（７日間），この「病気のあらわれ」であるオジイのせん妄に対してどのように対処すべきだろうか？[1)]

はじめに

病気は，人間を特徴付ける人類共通の経験である．「病気はともかくも我々を定義」し，「我々が何ものであるかを告げ」，そして，「我々が健康との比類なく不安定な関係によって特徴付けられる生きものであることを我々に知らせる」のであり，病気は我々が一時的で，不安定で，死を逃れることが決してできない存在であることを，圧倒的な仕方で我々に思い知らすのである[2]．文学は（医学とともに）そのような人類共通の体験を，常にその主題として描き続けてきた分野である．「なぜ人は苦しみ，どのように病いは知覚されイメージされるのか？そして病いはどのようにして癒されるかは，全ての文学が取り上げる基本的な問い[3]」であり，文学は（宗教とともに）人間の病いや苦境，そして死に取り組む手段を我々に与え続けてきたからである．そして近年，文学に関する概念である物語（ナラティヴ）が，そのような手段として注目を集めるようになったのである．

■なぜ患者は物語るのか

物語（ナラティヴ）とは，私たちの人生に到来する思いもよらない「驚きの出来事」に対処する方法として，物語る動物である患者が必ず採用する対処方法である．物語とは「本質的に異なる人物 (agents)[4]」の性格や行為，意図や情動，そして複数の時間軸に沿った出来事や事件や経験がある一定の基準に従って選択され，相互的に接続され，関連付けられ，時間化され，組織・構造化され，始め・中間・終わりへと筋立てられることによって，何らかの人間的意味が付与された言語的構築物である．物語る動物である患者は，通常通りではない病気が自分の身に起きた（起きている）ことに驚き，その病気によって自分の（あるいは他者の）人生の物語が滞っていると感じるとき，その「驚きの出来事」である病気を「病いの物語」として語ることによって，それらの理解・日常化（＝飼い慣らす）を試みるのである[5]．

患者が病いの物語を語るもう一つの理由は，物語が病いの経験の意味を与えてくれるからである．統合機能を持った言語装置である物語は[6]，患者が記憶と想像力を一体化することを助け[7]，「外界と内界の調和，生き甲斐感，適合性」を達成し，経験に意味を見出すことを可能にさせる意味の生成装置に他ならない[8]．患者は自らの病いの経験や人生に意味を見出すために，出来事を取捨選択し，それらを筋立てて再構成し，それを語ろうと試みるのである[9]．

■ナラティヴは患者と医療者が協働することを可能にする

ナラティヴとは「物語」と「語り」という２つの言葉を内包したものである.[10] すなわち，語り手が物語を語り，聴き手が傾聴する形で物語を受け取り，さらに語り手に返すという具合に，物語が語り手と聞き手の間を循環しながら物語が展開・発展していく中で新しい意味が生じていく様，場，機会，プロセスがナラティヴである．多くの患者はただ単に生物医学的治癒を求めているだけではなく，難破した自分の人生の物語を修復し，できることなら病いの経験を意味づける新しい代替的な物語を見つけたいと強く動機付けられて臨床を訪れるということを医療従事者が理解しておくのは価値があることである．病いという嵐の中で遭難し，そして難破し破損してしまった物語を携えて臨床を訪れる患者は，医師（医療者）に向かって「私の物語を一緒に修理してくれませんか？（＝共同著作)」と暗に依頼しているのであり[11]，臨床とは患者や家族が病いの物語を持ち寄り，医療者が専門性を持ち寄って，難破して壊れてしまった患者の人生の物語（の最終章）を患者にとってより有用な物語に書き換えていく・共同著作していく機会・場・空間に他ならないのである.

■最大限の倫理としての共同著作

臨床倫理とは「床に臨む倫理」である．すなわち，臨床倫理とは医療従事者が患者の枕元で実際に起きている個別で複雑な倫理的問題を認識し，分析し，具体的な解決策を模索する企てと定義することができる．個別で複雑で具体的な臨床倫理において，最善の選択を選んで行動するとは一体どういうことなのかを理解する上で役に立つのが，最低限の倫理と最大限の倫理の区別である．最低限の倫理とは詰まるところ法律であり，我々専門家が遂行することを怠った場合，その責任を問われることを示す線引きである．そのような最低限の倫理の特徴は，それを守っている限り医療者側は守られるがしかし，向こう側にいる患者は幸せになりにくい（win-win になりにくい）という点である.

これに対して最大限の倫理とは，端的に言うならば，患者の苦境を認知して理解し，そして，患者の幸せを目指して決して思考停止することなく考え悩むことである．最大限の倫理とは，患者の抑制を例に取るならば，患者の安全を守るために抑制することは仕方がないことだ（＝最低限の倫理）と簡単に諦めずに，患者の幸福を目指して患者を縛ることなく患者の安全を守る方法はないかと思考停止することなく，諦めることなく頭を絞って考えることである.

冒頭の事例「終わらない戦争」を例に取るならば，夜間から明け方にかけて出現する患者の暴言行動を「せん妄物語（せん妄だから看護師に乱暴した)」として片付ける（＝最低限の倫理）ことに満足せずに，自文化を越境して患者の物語に足を踏み入れ，患者の「戦争物語（戦争しているから攻撃した)」から患者の暴言行動を理解することをいとわずに，2つの物語のちょうど中間で患者と医療者双方が幸福になれる物語，それはすなわち，縛ることなく患者の安全を守れる物語を共同著作する方法はないか（＝最大限の倫理）と頭を絞って考えることだったのである．

■ 患者の物語の文脈の重要性

患者の幸福は症例毎に異なるが故に，患者の幸福を目指す最大限の倫理は決して教科書や倫理原則や法律の中に載っておらず，むしろ，医療従事者が患者や家族と共に向き合う事例の中で頭を絞って考えて初めて見えてくるものである（これに対して，自分たちを守るために必要な最低限の倫理は全て教科書や法律の中に載っている)．重要なのは患者の幸福を目指す最大限の倫理は，患者の物語の文脈なくして達成することが難しいという点である．事例「終わらない戦争」を例に取るならば，オジィの幸福を実現させる最大限の倫理が何なのかを知る上で鍵となったのが，暴言行動が夜間から明け方にかけてひどくなるという点であった．これを最低限の倫理である医療の文脈で考えるとせいぜい出てくるのは「昼夜逆転」くらいである．ところがこれを「少年兵として山で戦争をしていた」というオジィの戦争物語の文脈に当てはめるならば，せん妄が夜間から明け方にひどくなるのは，実はオジィが夜間に実施されていたゲリラ戦を「生きている」からではないかという全く異なる解釈が可能になり，夜間の激しいゲリラ戦を想起させる山が見えない病棟に移れば暴言行動は消失し，患者を縛ることなく患者と医療者の安全を守ることができるのではないかという，患者の幸福を実現できるユニークで独創的な選択に辿り着く可能性が出てくるのである（実際にオジイを山が見える病棟から見えない病棟へ移した途端に，暴言行動が一切見られなくなったとのことであった)．この「病棟を移る」というオジィの幸福を追求する最大限の倫理の選択肢は教科書やガイドラインの中に記載されておらず，専門家である医療者や倫理学者の中にある訳でもなく，倫理原則をただ参照するだけでは到達することができない選択肢である．臨床倫理の答は詰まるところ,「終わらない戦争」で見てきたように, 我々医療者の疾病物語と患者の病いの物語の間にあるのであり，2つの物語の間を行き来しながら，両者が共存できるような物語は何か，医療者と患者がwin-winになれるような選択は何かということを，皆で頭を絞って悩み考え共同著作することが重要であり，この意味で患者の物語は臨床倫理において必要不可欠なのである．

■ なぜ臨床倫理にナラティヴ／物語が必要なのか

ここまで我々は臨床倫理にナラティヴ／物語の共同著作という概念を導入することで，非常に個別性の高い患者の幸福を実現する可能性が高くなるという効用があるということを見てきた．この共同著作の効用に加えて，臨床倫理にナラティヴ／物語が必要な理由がもう一つある．それは物語が，患者の苦境を医療者が認知する上で，欠かすことのできない有効な手段となるからである．

Nelsonは「ナラティヴは道徳的な仕事ができる[12)]」と指摘しているが，これは単に「何をなすべきか」を示す規範性を意味しているのではない．物語は個別的な事柄を整理して組織化する能力を備えているが故に[13)]，ある患者がどういう人物で，どういう経緯でこういう人物になったのか，患者にとって何が一番大切なことで，どういう経緯で特定の選択に至ったのか，何が道徳的に問題になっているのかを，最も魅力的で抵抗し難い仕方で示してくれるという意味である[14)]．

事例「終わらない戦争」を例に取るならば，オジィがどういう人で，夜間に点滴台で看護師に向かっていったという行動の意味を理解し，そして「オジィの幸せを実現させるために（縛られることなく安全を守るために）何をなすべきか」を考える上で，オジィの「戦争の物語」は極めて重要であった．
臨床倫理の問題を解決する上で，我々は患者の物語を（部分に分解することなく）一つの完全な「道徳的推論の下地[15)]」としてありのままに受け入れた上で，その物語の流れとともに歩み，物語とともに熟慮し，そしてその流れ（文脈）の中に「行為」を置くことによって，我々はようやくその行為の道徳的意義を理解し，そして何をなすべきかを知ることができるのであり[16)]，この意味で臨床倫理における患者の物語／ナラティヴの重要性は明らかだと言えるのである．詰まるところ，物語／ナラティヴを臨床倫理に導入すべき最大の理由を一言で要約するならば，「物語は臨床倫理の地平を拡げる」である．事例「終わらない戦争」で見てきたように，患者の物語がなければ我々は患者の幸福を目指す最大限の倫理を達成することは困難であった．しかしながら患者の物語を介して我々専門家は，患者の臓器や疾患に向けていた関心を患者自身に向けることができるようになり，患者を深く理解することが可能になり，患者の幸福を実現するために何を為すべきかを「知る」ことができるようになるのであり，この意味で患者の物語は文字通り「臨床倫理の地平を拡げる」のである．臨床にナラティヴ／物語が導入されることで，既存の専門的知識体系では達成し得ない仕方で治療の選択肢が深まり，私たちの患者に対する向き合い方が変わり，医療者と患者が真の意味で協働できる環境が整えられることを願って止まない．

References

1）高山義浩．地域医療と暮らしのゆくえ：超高齢社会をともに生きる．医学書院，2016.
2）Morris DB. Illness and Culture in the Postmodern Age. 1st ed. University of California Press, 1998.
3）Jones AH. Literature and medicine: traditions and innovations. In Clarke B, Aycock W eds. The Body and the Text: Comparative Essays in Literature and Medicine. Texas Tech University Press, 1990, pp 11-24.
4）Marta J. Toward a bioethics for the twenty-first century: a Ricoeurian poststructuralist narrative hermeneutic approach to informed consent. In Nelson HL, ed. Stories and Their Limits: Narrative Approaches to Bioethics. Routledge, 1997, pp 198-212.
5）ブルーナー ジェローム．可能世界の心理．みすず書房，1998.
6）野家啓一．物語の哲学．岩波書店，2005.
7）Bruner J. Making Stories. Harvard University Press, 2003.
8）ブルーナー ジェローム．意味の復権：フォークサイコロジーに向けて．ミネルヴァ書房，1999, 157p.
9）やまだようこ．人生を物語ることの意味：ライフストーリーの心理学．やまだようこ（編）．人生を物語る：生成のライフストーリー．ミネルヴァ書房，2000.
10）野口裕二．研究方法としてのナラティヴ・アプローチ．日本保健医療行動科学会年報．2005；20：1-6.

11) Brody H. “My story is broken; can you help me fix it?” medical ethics and the joint construction of narrative. Literature and Medicine. 1994;13(1):79-92.
12) Nelson HL. Damaged Identities, Narrative Repair. Cornell University Press, 2001, p 36.
13) Tomlinson T. Perplexed about narrative ethics. In Nelson HL, ed. Stories and Their Limits: Narrative Approaches to Bioethics. Routledge, 1997, pp 123-133.
14) Brody H, Clark M. Narrative ethics: a narrative. The Hastings Center Report. 2014; 44(1 Suppl):S7-11.
15) Robinson WM. The narrative of rescue in pediatric practice. In Charon R, Montello M, eds. Stories Matter: The Role of Narrative in Medical Ethics. Routledge, 2002, pp 98-108.
16) マッキンタイア アラスデア．美徳なき時代．みすず書房，1993.

（金城 隆展）

第 II 章
コミュニケーション困難ケース

1　判断能力が疑わしいケースへの対応
　—真の自律を考える

2　旅行者への対応

3　認知症がある患者さんへの対応

4　高齢者の聴覚障害

5　非常に不安が強い患者さん

6　「自然の力で治したいのです」への対応

7　頻回に救急外来を受診する患者さんへの対応

8　複数の医療機関に受診歴のある慢性疼痛に出会ったら

9　怒っている患者さんの対応

10 予後を伝えられていない終末期の患者さんに対する対応

11 診断エラーがあったときの対応

1 判断能力が疑わしいケースへの対応
—真の自律を考える

学習目標

- □ 判断能力の評価方法を学ぶ.
- □ 自己決定できているか疑わしいケースへの対応を学ぶ.

要旨

患者の判断能力を評価した上で，できる限り患者が自律的に意思決定（decision—making）できるように支援していくことが，本当の意味での臨床における自律尊重である.

Highlight

Respect for the autonomy of patients who might be doubtful concerning their mental capacity

The author insists in this case report (of a patient who was doubtful concerning his own mental capacity) that physicians should assess patient' s mental capacity properly, and then support them so as to be able to do autonomous decision-making. The author concludes such performance can produce respect for autonomy in clinical medicine in the real sense.

Challenge Case

65歳男性．生来健康であった．公務員をしていたが先日退職．食欲減退，半年で6kgの体重減少を認め，妻に連れられてしぶしぶ病院を受診．進行胃癌と診断された．医師より治療の必要性を説明されるも，「私には治療は必要ではない．ずっと無農薬の野菜を食べ，酒もタバコもやらないできた．一般的に自然治癒の可能性が低くても，私は大丈夫だと思う．」と主張する．説明後に，本人に病名や治療方針，治療をしなかった場合のリスクなどを確認するも，しっかりと理解はできている．幻覚や妄想などはなく，生活は全く問題なくできている．

Tutorial

総合診療医（Generalist; G）
指導医（Mentor；M）

G：方針決定には，患者からのインフォームド・コンセントを得ることが必要ですが，この患者さん，ちゃんとインフォームド・コンセントを取れているとみなして良いのでしょうか．

M：インフォームド・コンセントを得るに当たって必要となるのが，患者の判断能力（**Glossary 1**）だよね．判断能力は，「意向の表明（expressing）」「情報理解 (understanding)」「認識 (appreciation)」「論理的思考 (reasoning)」の四つの能力から構成されるよ．この患者の判断能力はどうだい？

G：意向の表明はできていますし，情報の理解もできていそうです．認識と論理的思考はどのように判定すれば良いのでしょうか．

M：情報認識は，医療情報（状態，治療選択）の重要性を認識する能力のことなんだ．つまり，与えられて理解した医療情報を自らに関連付けることができる能力と言い換えられる．例えば，重度の糖尿病の患者が右足壊疽を伴っているため切除の治療を提案されていると状況で，患者は自分が重度の糖尿病であり血管の閉塞が起き結果として壊疽が生じていること，そのような場合は切除の治療が必要なことは理解しているにもかかわらず，自分の右足の壊疽によって黒ずんでいることについては，これは汚れであって洗えばきれいになるという主張を繰り返すような場合，理解した医療情報を適切に自らに関連づけることができていないため，情報認識の能力が障害されていると評価されることになる．

G：なるほど，患者は，妄想などによって与えられた情報を自らに関連付けて認識できていないという訳でもなさそうです．

M：論理的思考は，論理的に考える能力であり，情報の使い方が合理的であることを指すんだ．情報処理の合理性とは，得られた情報を使用する際に矛盾がないことを意味している．例えば，希死念慮が強く自殺企図が見られるうつ病患者が「死にたいから放っておいて欲しい」と治療を拒絶するため保護入院しているときに，医師が治療のために電気けいれん療法を説明すると，患者が「頭に電気を流すと死んでしまうから嫌だ」と拒絶するような場合，そもそも死にたいからといって治療を拒絶しているにもかかわらず，死ぬから治療を拒絶するのは情報の使い方に矛盾があるため，論理的思考に問題があることが強く疑われることになる．

G：患者は，自然治癒する可能性が高いと考えて治療を拒絶しているわけですから，情報処理は合理的に行われているように思われます．でも，自然治癒するという確信は奇妙です，判断能力があるかどうか迷ってしまいます．

M：判断能力を評価する際に重要なポイントが三つある．一つ目は，あることを確認するのではなく，失われていることを疑ったのであれば障害されていることを証明するものとして考えること．我々は，高齢だったり認知症があったりすると，判断能力が喪失していることを前提として考え，この患者は自己決定できるだろうか？と考えてしまう．しかし，喪失もしくは障害されていることが確認されるまでは，当該の患者には判断能力はあるものとしてみなすべきなんだ．これは可能な限り患者を自律的な存在として扱うべきという自律尊重原則に則った態度と言える（**Glossary 2**）．

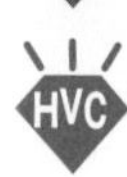

G：なるほど，確かについ疑わしいと“無い”前提で考えてしまいます．

M：二つ目は，判断能力をあるかないかの 0, 100 で考えるのではなく，スケールで考えるようにすること．例えば，軽度の認知症があるような患者で複雑な医療情報を理解することができない場合，完全な判断能力つまり 100% の状態ではなくても，簡単な医療情報は理解することができれば一部障害されていたとしても 70% の判断能力はあると考えるんだ．これは，非常に重要なポイントだよ．

G：有るか無しかでなくて，スケールで捉えると何が違ってくるのでしょうか．

M：認知症で 100%の判断能力がないような高齢患者を考えてみよう．有るか無しかでいうと判断能力は無いということで，この患者の意向は方針に反映されないことになる．しかし，判断能力をスケールで捉えた場合，手術を受けるかどうかを具体的に単独で自己決定するのは困難でも，どんな風な生活を送りたいかといった自らの余生の価値観を表明することは可能だということになる．つまり，最大限，患者の価値観を医療における意思決定に取り入れることが可能になる．

G：なるほど，意思決定支援とも関係しそうな考え方ですね．

M：三つ目は，判断能力の有無は相対的に決まるということ．つまり対象となる医学的介入によって必要となる判断能力の程度が変わってくるということだね．例えば，血液腫瘍によって入院中の小児は化学療法を受けるかどうかについて自分で意思決定可能なほどの判断能力は有しておらず，同意能力がないとみなされる．一方で同じ患者に対して，ルーティンの末梢血採血をするような時は，小児患者に説明をして採血の許可を取る．すなわち，ルーティンの末梢血採血には同意することが可能な判断能力があるとみなされているわけだ．

G：なるほど，わかりました．

M：ではこの患者の判断能力はどうだろうか．

G：この患者は，治療の必要性も治療をしなかった場合の転帰も理解していたうえで，それでも自分はなんとなく大丈夫だという（一般的な価値観からみて）“奇妙な”確信があるだけです．つまり，この患者の判断能力が喪失もしくは障害されているという根拠はみつからりません．

M：では，判断能力があるとして患者の自己決定をそのまま受け入れるべきなのだろうか．

G：そこが腑に落ちないんです．確かに判断能力はあって，自己決定できる状態なんですが，それで良いのかと思っていましまいます．

M：この患者が，“否認”による防衛機制で奇妙な主張をしていると思われる．そういうときは，判断能力があっても，患者が自律的な状態にあるかどうかを考えることになる．自律的というのは，理性に従って自由に意思決定できる状態を想定しているが，医療現場で本当に自由に意思決定するのは難しい．実際に，意思決定の際には，①医学的介入の説明そのものに関するもの：説明内容，説明内容に対する理解度合い，②心理的なもの：副作用や成功確率にかかわる不安，意思決定することの心理的負担感，葛藤状況からの回避願望，③周囲からの影響：テレビや新聞といった媒体からの情報，家族の意向，④環境に関するもの：医療機関からの距離，経済的な問題，など様々な要素が影響することが知られている．つまり，理想通りの自律的決定を行うことは難しいということなんだ．この患者も，判断能力があって自律的に意思決定しているようだが，癌であることに対する否認の防衛機制の影響を強く受けていて，本当に自律的に意思決定できているとは言えないわけだ．だからこそ，医療者は患者の決定を鵜呑みにするのではなく，何度も話し合ったり，説得したりして，患者が可能な限り自律的に意思決定できるように支援する必要があるんだ．これは，自律尊重原則の積極的責務という．

G：なるほど，我々医療者は患者が真に自律的に意思決定できるように支援するわけですね．

M：その通り．患者の希望を不可解なものとして扱い，患者の家族などに意見を聞くなどの対応に走ることなく，また，判断能力があるからといってそのまま患者の希望を受け入れるのではなく，患者の意向をいったん受け入れ尊重した上で，患者がより自律的に意思決定することが可能になるように，時間をかけて話し合っていくことが必要なんだ．

高価値な医療と低価値な医療　High-value Care & Low-value Care

高価値な医療

- □ 喪失もしくは障害されていることが確認されるまでは，当該の患者には判断能力はあるものみなすべき．
- □ 判断能力をスケールで捉えた場合，手術を受けるかどうかを具体的に単独で自己決定するのは困難でも，どんな風な生活を送りたいかといった自らの余生の価値観を表明することは可能．

低価値な医療

- □ 高齢だったり認知症があったりすると，判断能力が喪失していることを前提として考え，この患者は自己決定できるだろうか？と考えてしまう．
- □ 認知症で100%の判断能力がないような高齢患者の場合，有るか無しかでいうと判断能力は無いということで，この患者の意向は方針に反映されないことになる．

Glossary

1 判断能力：精神心理学的な「説明を理解し，自分の価値観に照らして，提案された医療を受けるか否かを理性的に決定できる」能力である．多くはAppelbauM & Grissoが示した構成要件に基づいて判定されている[1)]．厚労省による「身寄りがいない人の入院及び医療に係る意思決定が困難な人への支援に関するガイドライン」(2019年6月）でも，Appelbaum & Grissoの構成要件が採用されている．

2 自律：哲学的には，「自律とは 私が（I）が私を（me）を支配しており，他の誰も私を（I）を支配していないならば，私は（I）自律的である」と定義される．

Short Lecture 真の自律

現実の臨床場面において，自律というのは幻のようなものなのであろうか．カントは，理性の統制原理について次のように語っている．「人間は理念的極致を認識すること，理念的極に到達することは不可能であるけれど，そして人間はしばしば自分にはそれができると誤った自信を持ってしまうけれど，人間の理性にとって可能なのは到達できない極に向かって一歩ずつ進むことのみであり，まさに理性は我々に理念的極に向かって不断に進むよう求める．」このように,自律的であるために必要な理性はあくまでも理念的極致であって,我々にはそこに到達するように一歩ずつ進むことしかできないのであれば，自律もまた同様であると考えることができる．つまり，臨床倫理で語られるところの自律という概念は，理念的極致であって，現実に真の自律に到達することはなく，我々は真の自律が実現するように一歩ずつ努力していくことしかできないのである．この真の自律という考え方のもとでは，自律性もあるかないかの二択ではなく，できるだけ自律的に意思決定可能なように患者と医療者その他周囲の人々が協力して目指す目標であって，そのように協力して取り組むことこそが自律尊重なのである．

Recommendations

□ 患者に自己決定させることを目的に自己決定可能かどうかを考えるのではなく，どのような支援をすれば，患者が自律的に決定することに近付けるかを目標に，家族などとも協力しながら努力することが必要である．

References

1) Appelbaum PS,Grisso T. The MacArthur Treatment Competence Study. I: Mental illness and competence to consent to treatment. Law and Human Behavior. 1995; 19(2):105.

（瀧本 禎之）

2　旅行者への対応

学習目標

- □ 旅行者が罹患する疾患で頻度の高いものを把握しておく.
- □ 慢性疾患を有する旅行者では過去の診療経過を的確に把握する.
- □ 移動に困難を抱えた場合には移動手段まで考慮した退院調整を行う.
- □ 旅行先での入院は家族にかかる負担が大きく，心理社会的側面への配慮が欠かせない.

要旨

本邦では高齢化率上昇に伴い，旅行者も高齢化している．交通網の発達により長距離移動も容易になった．本邦では旅行前の医療相談 pretravel consultation が十分に普及しておらず，慢性疾患を有する者が十分な準備をせずに旅行することが稀ではない．旅行者の診療にあたる医療者は旅行中に罹患しやすい疾患を頭に浮かべながら，既往歴，社会歴，内服歴などの病歴をより丁寧に聴取することが求められる．高齢者の多くは慢性疾患を抱えているために，患者からの情報だけに頼らず過去の診療情報を取り寄せて，正確な情報把握に取り組む姿勢が重要である．入院加療なども含めた治療方針決定においては，患者や同伴している家族の置かれた社会的状況も当然ながら加味すべきである．治療が長期化した場合には家族の負担も強くなるために，患者自身の医学的な状態のみならず，家族の精神的負担などにも思いを馳せた対応が求められる．また，復路の移動手段についても調整が必要かを評価して適切な調整を行うことが求められる.

Highlight

Communication skill for high value care for travelers

Along with the increase in the aged population in society, a proportion of travelers aged 65 or more has been on the rise.

Advances in transportation systems have enabled us to travel long distances. However, in Japan, the importance of pretravel consultation is under-recognized and people with chronic diseases often travel without appropriate pretravel care. Medical professionals should have knowledge on commonly encountered travel-related diseases, and perform detailed history taking including past medical, past surgical, social and medication history. Since a great deal of elderly patients have chronic diseases, it is crucial to obtain patients' past medical history from their primary care providers to be as accurate as possible. In deciding treatment plans including hospital admission, it is certainly mandatory for physicians to take into account social circumstances of patients and their family members. When the expected course of treatment is lengthy, physicians should have a concern about the financial and psychological burden that the family experiences. Furthermore, possible choices of transportation and the necessity of any assistance on the return trip should evaluated and appropriate intervention should be carried out.

Challenge Case

患者：80 歳女性 M さん

主訴：発熱，嘔吐

現病歴：認知症，胆嚢炎の既往がある．中部地方の A 県 H 市に在住で認知症があり，要介護 1 の認定を受けているが ADL は自立レベルである．家族で沖縄県の石垣島，宮古島の島巡り 1 週間旅行に来ていた．旅行 4 日目に発熱，嘔吐があり，島唯一の総合病院である当院に受診となった．

既往歴：高血圧症，認知症

身体所見：身長 150cm, 体重 53kg, 血圧 120/80 mmHg, 脈拍 120 回 / 分 , 呼吸数 28 回 / 分 , 体温 39.2℃ , SpO_2 95%（室内気）, 全身状態は不良 , 眼球結膜充血なし , 眼球結膜黄染あり , 口腔粘膜は乾燥 , 胸部は皮疹なし , 心音・呼吸音に異常なし , 腹部は上腹部に圧痛と反跳痛を認める．神経学的所見には異常なし．

Tutorial

M：高齢の旅行者が発熱，腹痛を主訴に受診されました．診断をどのように考えていくと良いでしょうか？

G：発熱を伴う腹痛なので，腹腔内感染症や尿路感染症などをはじめとして急性膵炎や消化管穿孔などの急性腹症の鑑別を行っていく必要があると思います．

M：その通りですね．旅行者でも “Common is common.” ですね．主訴から想起される一般的な鑑別診断は挙げるべきでしょう．患者特有の状況としてはいかがでしょうか．

G：高齢女性であり航空機移動であることを考えると尿路感染症の可能性は上がります．あと食中毒などはどうでしょうか？

M：そうですね．旅行自体の意味を否定しているわけではありませんが，旅行医学の視点では旅行自体が健康を崩すリスクを伴う行為であると考えます．この方が旅行者であるということは何か鑑別診断リストに影響を与えますか？

G：旅行関連疾患 travel-related disease の頻度が上がります．もしこれが海外旅行であれば，日本では発症しない疾患も含めて考えるべき疾患の幅が広がりますが，国内旅行では必ずしもそうではありません．慢性疾患を抱えているのであれば，旅行による食生活変化によってその悪化なども考慮せねばなりません．例えば，慢性心不全を有する方が旅行先で塩分摂取量が増え病状が悪化するということは考えられるのではないでしょうか．それに加えて，旅行先で起こる疾患の他に，既往歴や治療歴などの個人的な要因も重要だと考えます．

M：この方はA県でも医療機関に通院していたはずです．

G：ご家族から病歴聴取がしっかりでき，お薬のリストも確認できたので依頼していません．

M：患者さん自身が説明できていたとしても診療情報が完全でない可能性はあるのでそこで思考停止しないことが重要です．通院先のA県の病院より診療情報を取り寄せてみましたよ．無症候性胆石症が指摘され，経過をみていく方針となっていました．胆嚢炎や胆管炎，胆石性膵炎などの胆道系感染症も考えるべきだと思います．

G：なるほど，そうですね．こういった情報がリアルタイムに他の医療機関から得られるとは限りませんが，総合診療医としてはご家族から得られる情報の重要性は理解しました．たとえ旅行者であっても通院先の医療機関から得られる診療内容，検査データ，画像情報などの有用性は低くならないので積極的に情報を得るべきですね．

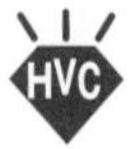

M：さて，患者さんは結果的に胆石性胆管炎，膵炎でした．さすがにこのまま旅行先から地元へ難しいのは難しいという結論に至り，ご本人とご家族の同意を得て治療が一段落するまで当院で治療する方針となりました．いったん高度治療室（high care unit；HCU）に入院となり，内視鏡的経鼻胆道ドレナージ(endoscopic nasobiliary drainage; ENBD)チューブが留置されました．その後，胆嚢摘出術が終わり状態は安定化しました．食事を開始し，摂取量は良好です．航空券も予約できているようですし，このまま退院してよろしいですか？

G：たしかに主病態の治療は完結しました．普段みている方と同じようにもう退院できそうな気もします．

M：実はADLが低下し，入院前のようにご自分で歩けませんね．ADLが低下した患者さんが退院し，この島を離れるにあたって留意すべき点は何でしょう？

G：あ，そうですね．当院が置かれた地理的な状況を考えると，航空機搭乗の際に問題が起こると思います．A県までの2時間，また乗り換えが必要になる状況で座位を保てれば航空機は1席のみの予約で良いですが，もし仰臥位になる必要が生じるとすれば，航空会社と事前調整を行わなければなりません．車椅子やストレッチャー使用など航空会社に診断書を提出する準備をしたほうがよろしいですね．

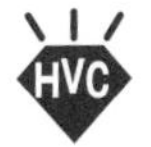

M：素晴らしいですね．病状によっては医師が付き添いで搭乗する必要がある場合もあります．個別の状況を鑑みて対応することが望まれますね．旅行者の方の入院ですと無事にご自宅，または地元の医療機関まで到着するまでをしっかりと調整していかねばなりません．受け手になる医療機関とも蜜に連絡を取ることが望まれます．このあたりのきめ細かい配慮を忘れないでください．

高価値な医療と低価値な医療 High-value Care & Low-value Care

高価値な医療

- □ 旅行者の診療において必要な情報を他医療機関などから取り寄せ，的確に把握する．
- □ 必要な治療をどの段階まで旅行先で行うべきか家族と十分に相談して決める．
- □ 診療終了後の移動手段までを考えた調整を行う．

低価値な医療

- □ 患者や家族から聴取した情報が不十分であることに気づかない．
- □ 医学的な適応を強調し，旅行者の置かれた心理社会的状況を配慮しない．
- □ 最後まで治療を完遂してから帰ることに固執する．

Short Lecture 旅行と健康障害

1. 旅行は感染症などに罹患したり，慢性疾患が増悪したりするリスクになりうる．
2. 航空機移動は心血管疾患，脳血管疾患，慢性肺疾患などの増悪をきたしうる一方で，クルーズ船の移動ではインフルエンザ，レジオネラといった呼吸器疾患やノロウイルスを代表とする消化器疾患の頻度が上昇する．
3. 旅行者における治療方針決定ではその方や家族が置かれた社会的状況を十分に考慮し，両者が合意できる治療方針を選択する．

Recommendations

- □ 旅行者が罹患しうる頻度の高い疾患について精通しておく．
- □ 旅行者の健康問題に対する対応は患者を取り巻く心理社会的な状況を考慮する．
- □ 航空機移動の場合は移動能力を考慮して移動手段を考える．
- □ もともとの通院先医療機関が存在すれば，情報共有などを含めた連携を重視する．

References

1) Center for Disease Control and Prevention. Travel Health.
https://wwwnc.cdc.gov/travel/yellowbook/2018/table-of-contents

Box 1 旅行の際の交通手段と留意点

旅行の際の交通手段	留意点
航空機	機内圧は海抜2,000mと同等 湿度は10～20%と低い ・気圧や湿度の変化による慢性疾患の増悪 ・固定された体制による塞栓症の発症 ・感染力の高い疾患の流行 搭乗前に注意を要する対象は以下： 心血管疾患，深部静脈血栓症の既往，肺塞栓の既往，慢性肺疾患，外科的疾患，けいれん発作，脳血管障害，糖尿病，妊婦
クルーズ船	・狭い空間に多数の人が存在する半閉鎖的空間 ・ヒト-ヒト感染，食物関連または水を原因とした流行疾患が起こりうる ・停泊地の流行疾患が持ち込まれることがある 呼吸器疾患19～29%（インフルエンザ，レジオネラ肺炎，新興感染症） 船酔い10～25% 外傷12～18% 消化器疾患9～10%（特にノロウイルス） 特に気をつけるべき対象は以下： 妊婦，慢性疾患，免疫不全
電車・新幹線	・気圧，湿度変化は少ない ・感染力の高い疾患の流行 特に気をつけるべき対象は以下： 妊婦，慢性疾患，免疫不全

（島袋 彰）

3 認知症がある患者さんへの対応

学習目標

- □ 認知症患者の意思決定支援について学ぶ
- □ 認知症患者に ACP(advance care planning) が行えるようになる

要旨

総合診療医が，軽度認知症のある独居の 89 歳女性患者を訪問した．患者の長女は特別養護老人ホームに入所させる予定だったが，医師から病院に行くと言ってほしいと頼んできた．認知症患者はこれまで，意思決定の蚊帳の外におかれることが多かった．しかし，ある程度進行した患者でもトピックによっては意思を表明できることもあり，その都度患者の参加を最大限保証する努力がプライマリケア医には求められる．また，診断早期から価値観や患者の希望について機会を逃さず話題にし，記録をしておくことが終末期の意思決定においてあとあと重要になってくることも良く経験する．本稿では Advance Care Planning (ACP) について述べた．

Highlight

High value care for patients with dementia

A general practitioner visited an 89-year-old woman who lived alone with moderate dementia. The woman was going to enter a nursing home, but the practitioner was asked by her daughter to say that she was going to the hospital. In Japan, there are still cases where patients with dementia cannot participate in important decision making. However, even if they have dementia, they can often participate in decision making with support and empowerment by healthcare professionals.

Because dementia is a disease in which ability to make informed decision is gradually lost, it is extremely important to discuss the patient's values and preferences from the early diagnosis stage and to set the goals of care. It is called Advance Care Planning(ACP).

Challenge　Case

患者：Nさん，89歳女性，独居．

現病歴：アルツハイマー型認知症と骨粗鬆症で訪問診療を受けている患者．FAST（Functional Assessment Staging）5．トイレ歩行はなんとか可能であるが，食事の支度ができず毎日ヘルパーの訪問を受け生活している．近隣に長女が住んでおり，1日1回は訪問している．昨年の夏は，クーラーがうまく使えず脱水症で入院したことがあった．

ある日，訪問診療を終えて帰ろうとした総合診療医Gを長女が追いかけてきた．

「先生，実は母に内緒で施設入所の準備を進めているんです．夏が越せるか心配で・・・．特養（特別養護老人ホーム）が決まりそうなので，紹介状を書いて欲しいんですが．」「大丈夫ですよ．」「もう一つ，母が施設に入りたがらないと困るので，足のむくみを治すために病院に行くんだと声をかけて欲しいんです．」「・・・・・．」（Nさんは家が一番いいわ，と常日頃から言っていたし，施設は入りたがらないだろうなあ．病院と言えば行ってくれるだろうけど，それじゃあ嘘をつくことになるし・・・困ったなあ．）「それについては，ちょっと考えさせてください．」

Tutorial

M：認知症患者さんの意思決定について困っているようですね．

G：そうなんです．確かに，ここのところ転倒も繰り返していて，自宅での独居生活が困難になってきていますし，施設に入ることを本人に拒否されるのではという長女さんの心配もわかります．でも，嘘をついて入所させるというのは倫理的に問題があるように感じています．

M：ご本人の意思決定能力はどうですか？

G：ここのところ，日付が曖昧だったり最近生まれたひ孫のことを忘れてしまったりといったことはありますが，その場での受け答えは比較的しっかりしていて，全く判断能力がないわけではないと感じています．直近の認知機能検査では長谷川式が15点でした．

M：ご自分の病気についての理解はどうでしょうか？

G：昨年入院した時に画像診断なども行なって，アルツハイマー型認知症であること，進行していく病気であることなどは長女さん同席でお話ししています．ご自分でも物忘れの自覚があり，そのお話には納得していたようです．そのときに「なるべく子ども達には迷惑をかけたくない」「長年住み慣れた自宅に帰りたい」などの希望もお話ししていらっしゃいました．

M：診断早期からそのような話し合いをすることは素晴らしいですね．ACP (advance care planning, **Glossary1**）を実践されていますね．もし，現在もこの件に関して判断能力が残っていると先生が判断するのであれば，意思決定の過程 (Glossary 2) にご本人も加わっていただく方が良いと私も思います．

G：わかりました，やってみます．

経過

次回の訪問診療の前に，長女さんと面談を行い，以下を確認した．

① 施設入所の意思決定には本人も関わるべきである．倫理的な面からも，入所後のトラブルを避ける上でも必要と思われる．
② 認知機能の全般的な低下はあるが，判断力は残っていると考える．
③ 本人が拒否する場合は，入所の必要性や独居で起こりうる心配事について主治医からも説明していくこともできる．

訪問診療当日，長女さん同席で本人から以下のような発言があった

Nさん： 先生，この間，役所の人が急にうちに来て，私のことを調べて行ったのよ．老人ホームに入れる状態かどうか見に来たんですって．まだ必要ないわよねえ．

G：N さん，大切なお話があります．N さんのご病気はだんだんと進んでいく病気ですよね．ここのところ，物忘れが以前よりひどくなっています．自宅で転んで起き上がれないことも何回かあり，娘さんもお一人で暮らしていることがとても心配なようです．

N さん：そうですね．本当になんでも忘れてしまうので困っているところです．足腰もすっかり弱くなってしまいました．

G：この機会に，思い切って施設に入ることを考えてはどうでしょうか．娘さんが申し込んでいる○○という老人ホームは，私も見学に行きましたが，みなさん親切で暮らしやすそうなところでしたよ．

N さん：・・・・．（しばらく沈黙）先生，そうだったんですね．娘も仕事やひ孫の世話で大変なようですし，私もこれ以上迷惑をかけられないと思っていたんですよ．そんないい所があるなら行ってみようと思います．（涙を流しながら）

高価値な医療と低価値な医療　High value care & Low value care

高価値な医療

- □ 意思決定の過程にご本人も加わっていただく方が良い．
- □ 患者の生きてきた人生を振り返り，今後の人生の目標，もし余命が短いとわかったら何を大切にしたいかという価値観を尋ねることが最も大切である．

低価値な医療

- □ 意思決定において認知症患者の参加を排除すること．
- □ 認知症患者においては認知機能の点数で意思決定能力を判断すること．

Glossary

1) Advance Care planning(ACP)

「患者・家族・医療従事者の話し合いを通じて，患者の価値観を明らかにし，これからの治療，ケアの目標や選好を明確にするプロセス」[1] と定義されている．2018 年 11 月に厚労省の施策において「人生会議」という愛称が決定した[2]．

この名前の通り，患者の生きてきた人生を振り返り，今後の人生の目標，もし余命が短いとわかったら何を大切にしたいかという価値観を尋ねることが最も大切である．代理人の決定や受けたい医療行為，受けたくない医療行為などを選ぶいわゆる「事前指示書」を書くことは ACP の一側面に過ぎない．

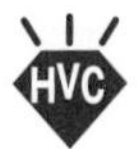

2) 意思決定支援

意思決定支援とは，自ら意思を決定することに困難を抱える障害者が，日常生活や社会生活に関して自らの意思が反映された生活を送ることができるように，可能な限り本人が自ら意思決定できるよう支援し，本人の意思の確認や意思及び選好を推定し，支援を尽くしても本人の意思及び選好の推定が困難な場合には，最後の手段として本人の最善の利益を検討するために事業者の職員が行う支援の行為及び仕組みをいう．（障害福祉サービス等の提供に係る意思決定支援ガイドライン[3]より）

認知症患者においては認知機能の点数で意思決定能力を判断しがちであるが，意思決定能力を高める努力（エンパワーメント）を行いつつ最大限の参加を促すべきである[4]．具体的には本人にわかる優しい言葉で話す，図や文章をつける，信頼できる家族に同席してもらう，一度で決められない場合は複数回面談を行う，などである．かなり進行した認知症の方でも違う聞き方をして同じ答えをする場合，日を改めても同じ答えをする場合などは本人の意思と判定して良いと筆者は考えている．

Short Lecture　認知症患者の ACP を行うには

認知症は進行し，少しずつ意思決定応能力が失われていく病気である．そのため，診断の早い時期から将来のケア，特に進行したときの終末期のケアについて話し合っておくことが患者の意向に沿ったケアを実現する上で非常に重要である．

Piers らは認知症患者の ACP 実践のために次頁を推奨している．

推奨（文献[5]より抜粋，平山訳）

(ACPを始める時期)
・できるだけ早くACPを始めること，認知症の日常のケアの中にACPを組み込むこと．鍵となるタイミングは以下である．
① 診断がつく前後
② 全体のケアプランについて話し合うとき
③ 病状が変わったとき
④住居や経済状態が変わったとき
・ACPを始めるタイミングやきっかけに常に気を配っておくこと，機会があれば逃さずACPについて話すこと
(認知機能の評価)
・常に大まかな認知機能を推測しておく．
・認知機能は変動し，一定ではないことを認識し，能力の低下のサインに気を配ること
・認知能力はタスクに応じて判断すること．具体的には特定の意思決定を行えるかどうかはその瞬間に判断する．
・意思決定において，常に患者本人の参加を最大限保証すること．
・意思決定が医療従事者や家族と食い違う時，意思決定の影響が重大な時は認知症診療の経験が豊富な多職種チームによる認知機能の正式な評価を行う．
(ACPの話し合いの実際)
・会話のスタイルや内容を患者のレベルやリズムに合わせて変えること
・患者の病識, 期待, 認知症という病気の経過についての理解や誤解を明らかにする．
・ACPの話し合いは何回かに分けて，時間をかけて行われるのが良い．次のようないくつかのトピックスについて話し合う．
① 全般的な価値観
② 現在の状態について
③ 将来への恐れ，不安
④ 終末期について
⑤ 将来のケアのゴール
⑥ 具体的な終末期に受けたい医療（事前指示書）
・認知症のあるその人を丸ごと理解するように努めること．ライフヒストリーを聞き，重要な価値観，規範，信念や選好を尋ねること．
・事前指示書を書いておきたいか，あるいはすでに持っているかを尋ねる．
(近親者の役割)
家族や本人にとって重要な人物をACPの早期から話し合いに参加させ，代理決定者としての役割を知ってもらうこと．
(進行期)
・言葉によるコミュニケーションが困難になった進行した認知症患者においても, 本人とのやりとりを続け, 最大限の参加を保証すること．感情や非言語的なコミュニケーション，行動に注意を払い現在のQOLや恐れ，欲求について知ろうとすること．
(記録と情報伝達)
・ACPの結果（患者の価値，選好，ケアのゴール）を記録しておくこと．可能なら事前指示書や成年後見人の情報も記録する．それをケアチームの中で共有しておくこと．ケアの場所が変わるときにはその情報をきちんと伝達すること．

Recommendations

- □ 認知症患者の意思決定において，本人の最大限の参加を保証する努力をしよう．
- □ 認知症の診断早期からACPを行い，患者の価値観や人生歴を記録しておこう．

References

1） 木澤義之．アドバンスケア・プランニング(ACP): 今に至るまで．緩和ケア．2019；29(3):195-199.

2） ACP（アドバンス・ケア・プランニング）の愛称を「人生会議」に決定しました．厚生労働省 .2018-11-30
https://www.mhlw.go.jp/stf/newpage_02615.html(2019/06/09 最終アクセス)

3） 障害福祉サービス等の提供に係る意思決定支援ガイドライン．厚生労働省． 2017-3-31
https://www.mhlw.go.jp/file/06-Seisakujouhou-12200000-Shakaiengokyoku shougaihokenfukushibu/0000159854.pdf (2019/06/09 最終アクセス)

4） 認知症の症状が進んできた段階における 終末期ケアのあり方に関する調査研究事業 報告書．日本精神科病院協会．2018年3月
https://www.nisseikyo.or.jp/images/about/katsudou/hojokin/h29_85_report.pdf (2019/06/09 最終アクセス)

5） Piers R, Albers G, Gilissen J, et al. Advance care planning in dementia: recommendations for healthcare professionals. BMC Palliative Care. 2018; 17：88 https://doi.org/10.1186/s12904-018-0332-2

（平山 陽子）

4　高齢者の聴覚障害

学習目標

- □ 病歴，身体所見から正しい診断をつける意識を持つ．
- □ 聴覚障害を起こす疾患ごとに必要な診療科と治療方法を知る．
- □ 意思決定において，聴覚障害を持つ方への具体的な対応方法を知る．

要旨

高齢化社会が進む中で，高齢者の難聴は大きな問題になってきている．疫学的に高齢者の難聴の有症状率は高く，難聴患者の数も高齢化とともに確実に増えている．難聴問題に関して，高齢者の主治医としての総合診療医の役割が大きくなっている．今回，難聴高齢者の事例を通して，その対応方法について論じた．高齢者の難聴の原因は多彩である．その中でも，詳細な病歴，身体所見によって，診断並びに臓器別専門医への紹介に繋がる可能性がある．難聴が不可逆的に進行する可能性もあるが，難聴自体がそのほかのADL低下に繋がる疾患と関連している．認知症，うつ病などがあり，難聴患者の予後にも大きく関わる可能性がある．それに対して補聴器の装着が難聴のみでなく，それに関連する疾患の進行を抑える可能性がある．総合診療医として難聴患者に対して，High value careを提供することで高齢者の予後を改善する可能性があると考えられる．

Highlight

High-value care for hearing loss in older adults: What is the role and the cooperation of generalists?

Hearing loss in older adults has become a big issue due to the progress of hyper-aged society. Epidemiologic studies have shown that the prevalence rate of hearing loss in older adults is high, and the number of patients with hearing loss has certainly increased with aging. The role of generalists has become bigger than ever as family doctors for elderly patients. In this article, the author reported a case of a patient with hearing loss and how to provide appropriate care. Indeed there are many reasons for hearing loss in older adults. However, it is possible for generalists to diagnose or to properly consult their patients to specialists by using their own skills through history taking or physical examinations. Although hearing loss may progress irreversibly, it also may have relations with diseases which provoke the lowering of activities of daily living. The prognosis of older adults having hearing loss is severely influenced by such diseases as dementia or depression. Hearing aids can not only provide relief from hearing loss, but also suppress the progress of related diseases. It may be challenging for generalists to improve the prognosis of the elderly by providing high value care for older adults with hearing loss.

Challenge Case

患者：88歳女性

セッティング：市中病院の新患外来

現病歴：

（総合診療医のカルテより）

もともと独居で生活していた女性で，今回，腰痛を主訴に来院した．季節は4月で田んぼの管理で忙しい時期だった．病院へは息子と一緒に来院した．本人からはほとんど発言なく，病歴は息子より聴取した．腰痛は数ヶ月前からあり，最近農作業が増えてきて痛みが強くなっているとのことだった．患者は数年前から難聴があるが，病院受診をしていなかった．息子からは「これはもともとですので大丈夫です．」とのことだった．息子より，明らかな体重減少，食欲低下，転倒歴，発熱，盗汗はないとのことだった．ここ数カ月でADLは低下しており，現在介護保険を申請するかどうか相談中とのことだった．普段は腰痛で，整形外科に通っているが，患者本人の希望で内科を受診したとのことだった．

既往歴：

高血圧，脂質異常症，変形性腰椎症

5年以内の定期検診歴なし

生活歴：

飲酒・喫煙歴なし，介護保険はなし

夫は5年前に他界し現在息子と二人暮らし

内服歴：

アムロジピン5mg 1錠分1，フロセミド10mg 1錠分1，

ボルタレン25mg 1錠分1

身体所見：身長154cm，体重46kg，血圧110/80 mmHg，脈拍65回/分，呼吸数15回/分，体温37.0℃，

結膜充血軽度あり，心音/呼吸音異常なし，腹部に明らかな所見なし，神経学的所見に異常なし

Tutorial

M：腰痛を主訴に受診されたケースです．どのように考えていきますか？

G：腰痛なので，高齢女性なので，レッドフラッグがないかどうかをまず考える必要があると思います．

M：いいですね．レッドフラッグですね．この患者さんはいかがでしょうか．

G：高齢ではありますが，現在のADLは自立しており，体重減少や食欲低下などもなく，バイタルサイン上も体温37.0度と発熱もなく，明らかなレッドフラッグはないと思います．

M：いいですね．現在のところ明らかなレッドフラッグはないということですね．では，どのように対応していきますか？

G：整形外科から処方されていたボルタレンを増量し，胃潰瘍予防でランソプラゾール15mgを追加し，整形外科外来へ繋ごうと思います．

M：そうですね．現在の病歴ならそれがいいですね．ところで，今回の病歴聴取はおもに，患者の息子さんからされていますが，本人とは話しましたか？

G：挨拶まではしましたが，後は息子さんがずっと話しており，患者さんは頷いていた．今回は，そのまま息子さんの話を病歴として採用しました．息子さんが，「難聴があって，もともと聞こえないし，僕の声しか聞こえないのでいいです」と言われたので，その後も直接は話を聞いていません．

M：わかりました．ところで，この方の難聴の原因はなんでしょうか？何か病歴や身体所見で考えられる疾患はありますか？

G：いや，そこは鑑別してませんでした．

M：確かに数カ月前からの症状なので，慢性の経過で，御高齢の方では多い症状です[1]．しかし，総合診療医としては，一度も精査されていなければ，原因を考えることは重要ですね[2]．

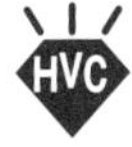

G：確かに，あまり考えていませんでした．少し調べます．

(10 分後)

G：結構たくさんの鑑別診断があるんですね[3] (**Box 1**)．

M：よく調べられましたね．この中で鑑別診断として確率が高くなる疾患はどれでしょう？

G：そうですね．これだと老人性難聴が多いと思います．高齢者の難聴の中で耳垢が詰まってしまって聞こえない場合もあり，診察の重要性を伝えるものもありました[4]．しかし老人性難聴でも論文によると多くの場合，不可逆的で加療が難しいと書かれていました[5]．

M：そうですね．素晴らしい検索ですね．今回の患者さんの診察で耳も追加するといいですね．では，高齢者の方の難聴が彼らの生活にどのような影響を起こすかに関してはどうですか？

Box 1 難聴の鑑別	
伝音性難聴	耳垢による外耳道閉塞 外耳道炎 慢性中耳炎 中耳内浸出液 耳骨硬化症 グロムス腫瘍 血管奇形 真珠種
感音声難聴	老人性難聴 騒音性外傷性難聴 自己免疫性難聴 リンパ漏 メニエル病 聴神経腫瘍

G：それはちょっとわかりません．

M：実は，高齢者の方は難聴によって彼らの生活が大きな影響を受けることがわかっています．これをみてください[6]（**Box 2**）．実は難聴を持つ高齢者は多く状態と関連していると言われています．難聴に対する介入方法として，何か具体的にありますか？

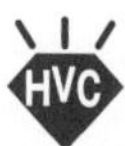

G：補聴器が効果的であるとの指摘があります．補聴器を装着することにより，不可逆的に進行する難聴症状を補助することができると思います[7]．

M：素晴らしいですね．確かに治療方法はないことが多いですが，適切なアセスメントとそれに対する補聴器による介入を耳鼻科医と協働して行っていくことによって[7]，難聴患者さんの生活の質を改善する可能性がありますね．

Box 2　難聴とそれがもたらす医学的症状や状態

疾患	Odds/Hazard Ratio (95% 信頼区間)	
認知	認知機能低下	1.2 (1.1 - 1.5)
	認知症	3.0 (1.4 - 6.3)
精神疾患	うつ病	3.9 (1.3 - 11.3)
	不安神経症	1.5 (1.3 - 1.7)
	社会的孤立	3.5 (1.9 - 6.4)
身体機能	致死率	1.5 (1.1 - 2.2)
	転倒	1.6 (1.2 - 1.9)
	身体機能低下	1.6 (1.1 - 2.2)
	ADL 低下	1.3 (1.1 - 1.9)
	歩行速度低下	2.0 (1.2 - 3.3)
費用	入院	1.4 (1.1 - 1.7)
	無職	2.0 (1.4 - 2.9)

高価値な医療と低価値な医療　High-value Care & Low-value Care

高価値な医療

- □ 難聴患者に出会ったら，その原因を考える．
- □ 難聴の原因精査を積極的に行う．
- □ 難聴患者への補聴器装着をすすめることを忘れない．

低価値な医療

- □ 高齢者の難聴をそのままにしておく．
- □ 病歴聴取を患者家族のみから行う．

Short Lecture

「難聴と関連する疾患や状態に関して」

1. うつ病に 3.9 倍なりやすくなる．
2. 社会的に孤独な状態に 3.5 倍なりやすくなる．
3. 認知症に 3 倍なりやすくなる．
4. 死亡率が 1.5 倍になる．

Recommendations

- □ 高齢で難聴を持っている場合は，その原因精査に努める．
- □ 難聴による並存疾患がないか意識的に考えるようにする．
- □ 難聴補正を行うための補聴器の使用を勧め，耳鼻科医と連携する．

References

1) Cruickshanks KJ, Wiley TL, Tweed TS, et al. Prevalence of hearing loss in older adults in Beaver Dam, Wisconsin. The epidemiology of hearing loss study. Am J Epidemiol. 1998;148(9):879-886.

2) Ventry IM, Weinstein BE. Identification of elderly people with hearing problems. ASHA. 1983;25(7):37-42

3) Isaacson JE, Vora NM. Differential diagnosis and treatment of hearing loss. Am Fam Physician. 2003;68:1125-32.

4) Cunningham LL, Ropper AH, Tucci DL. Hearing loss in adults. New England Journal of Medicine. 2017;377:2465-73.

5) Reuben DB, Walsh K, Moore AA, Damesyn M, Greendale GA. Hearing loss in community-dwelling older persons: national prevalence data and identification using simple questions. J Am Geriatr Soc. 1998;46(8):1008-1011.

6) Contrera KJ, Wallhagen MI, Mamo SK, Oh ES, Lin FR. Hearing loss health care for older adults. J Am Board Fam Med. 2016;29:394-403.

7) In: Blazer DG, Domnitz S, Liverman CT, eds. Hearing health care for adults: priorities for improving access and affordability. National Academies Press (US);Washington (DC)2016.

（太田 龍一）

5　非常に不安が強い患者さん

学習目標

□ 患者がなぜ不安なのか理解するよう努める．
□ 共感的・支持的態度で患者が不安を話しやすい場を作る．
□ 医療者と患者の間で，目標や理解基盤を共有する．

要旨

不安が強い患者に対し対応が難しいと感じる医療者は多い．この項では，不安が非常に強い高齢者のケースをもとに，不安が強い患者への評価や対応の仕方を考える．先ずは不安が正常な不安なのか精神疾患によるものなのか見極め，解釈モデルを明確にする事で不安の背景を探るのが重要である．共感的・支持的態度や場のセッティングで患者が不安を話しやすくするよう努め，常に医療者と患者で目標や理解基盤を共有することがHigh-value careへとつながる．

Highlight

High-value care for patients who are full of anxiety

There are many medical providers who feel it is hard to care for patients with anxiety. In this article the author considers how to care for and assess patients with anxiety using elderly patients who are full of anxiety. At first, it is crucial to judge whether or not the anxiety is normal or abnormal, then to consider the background of the anxiety by making a clear the explanatory model. Secondly, it is recommended to use a sympathetic and supportive manner and to prepare appropriate clinical setting in which it is possible for them to express their anxiety. To achieve high-value care, patients and medical providers should reach for the shared goal of understanding medical practice.

Challenge Case

セッティング：離島診療所

患者：67 歳女性

現病歴：慢性腎臓病に対し透析が必要であるが，断固拒否し通院中の 67 歳女性．腎臓内科主治医には透析なしでは余命 1 年と言われている．この半年ほど血圧の変動が激しく，収縮期血圧 160mmHg 以上に上昇する度めまいや動悸を訴え，パニック発作の診断でジアゼパム屯用，エチゾラム定時内服で対応中．最近は頻回受診し，ここ 1 週間は時間外も救急受診するようになり，診療所スタッフは疲弊している．

既往歴：慢性腎臓病（腎硬化症，StageG5），高血圧，パニック障害

内服薬：ポリスチレンスルホン酸カルシウム 15g/ 日，ニフェジピン CR40mg/ 日，カルベジロール 5mg/ 日，ランソプラゾール 15mg/ 日，ジアゼパム 6mg/ 日，エチゾラム 1.5mg/ 日，エリスロポイエチン 100 μ g 月 1 回皮下注

社会歴：ADL は自立しており独居，喫煙歴：2PPD × 約 50 年間，機会飲酒のみ

家族背景：元々本島出身. 18 歳で結婚したが後に離婚し, 娘は夫が親権を持った．その後単身で当離島へ仕事（飲食業）のため移住．島内で再婚するも夫が癌で死去．以降は独居で島内に身寄りなし．兄弟や親戚とは音信不通の状態であり，唯一娘とは必要時のみ連絡を取る．

身体所見：身長 145cm, 体重 37kg, 血圧 162/95 mmHg, 脈拍 101 回 / 分 , 呼吸数 16 回 / 分 , 体温 36.7℃ , 酸素飽和度 98％（室内気）, 特記すべき身体所見の異常なし

Tutorial

M：血圧上昇に対する不安を主訴に頻回受診するケースです．どのように考えていきますか？

G：パニック発作で時間外も含めて救急受診が増えておりスタッフはみんな疲弊しています．薬を増やして，血圧上昇だけで頻回受診しないよう指導を継続していくべきだと思います． しかしどれだけ説得しても納得してくれませんでした．

M：なるほど．先ずは患者さんの不安が不安障害やパニック障害から来ているのか，うつ病に伴うものなのか，それとも正常な不安が過剰なのか，などから考えることが大切ですね．プライマリ・ケアのセッティングでは今でも多くの全般性不安障害患者が正しく診断･治療できていないことが指摘されています[1)]．

原因によっては薬を増やす以外の方法があるかもしれません．ところで患者さんは何を不安に思っておられましたか？

G：不安の内容まで意識していませんでした．

M：わかりました．患者の解釈モデルを知るためにFIFEアプローチで詳細に聞き[2)]，BPS(Bio-Psycho-Social) モデルを用いて患者背景も意識するとより患者が「何を不安に思っているか」を明らかにできるでしょう[3)]．

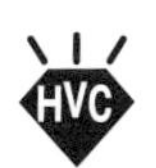

実は，ある研究で患者満足度を分析した結果，約7割が医師に関する要因で決定されうるそうです[4)]．

G：傾聴する姿勢が足りなかったかもしれません．

M：いい視点です．不安に対しては何より傾聴することが治療の第一歩です．

ただし聞くだけでは不十分で，聞いた上で本人の自己対処法への気づきを与えるような対話（動機付け面接）が不安に対しても有効です[5)]．また，誰でも医師が慮ってくれることへの期待があり，その期待が裏切られるとさらに不安が大きくなり悪循環です．患者が何でも話すことを期待せず，共感的・支持的態度を示したり，看護師を同席させたりして話しやすい環境を作ることも大切です．

G：そうなんですね．少し聞き直してきます．

その後の経過

G：腎臓病はもうすぐ末期と言われており理解はしていますが，血圧が上がる度「腎臓が壊れて死んでしまうのではないか」と不安になるようです．また患者背景も意識して聞いてみました．近くに相談できる身寄りがおらず，唯一電話相談できるのが娘ですが，半ば見捨ててしまった娘に連絡を取りづらいため余計に葛藤し不安が募るようです．医師だけでは解決が難しいと感じたため，看護師や保健師，民生委員などに相談して地域で見守るのが最善と考えました．

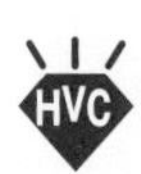

M：素晴らしいです．常に医療者と患者の間で目標を共有し，理解して実現できているか振り返りながらShared decision makingを実践することが大切ですね[6)]．また医師も少なからず医学の不確実性に対して不安を持っていることを認識し[7)]，患者の理解の範囲(Reference point)と患者の聞いている焦点(Anchor point)を確認しながら，必要な範囲で医師の不安も共有すると良い場合もあります．不安な患者へ陰性感情を抱く場合は，「目標は患者の不安を解消することだ」と常に内省的な姿勢で不安の理由を突き詰める中で理解につながるはずです[8)]．私の恩師は，医学でも仁義礼智信を重んじ，患者に対する心構えはServantと心得なさいと教えてくださいました[9)]．常に患者に敬意を表しながら，常に共感し理解に努めることで，薬物療法以外にも多くの効果的な方法があることに気づき，High-value careにつながるでしょう．

高価値な医療と低価値な医療　High-value Care & Low-value Care

高価値な医療

- □ 患者の不安を傾聴し，常に解釈モデルを明らかにする．
- □ 共感的・支持的態度を示し，不安を話しやすい環境づくりに努める．
- □ 医師と患者の共通の理解基盤・目標を認識し合う．

低価値な医療

- □ 医学的に正しいことを説明し続け納得させようとする．
- □ 不安の内容を吟味せず傾聴が足りない．
- □ 抗不安薬などの薬物療法に頼る．

Short Lecture

不安が強い患者の診察に重要なフレームワーク

1. 患者の不安を明らかにするために解釈モデルを FIFE(Feeling: 感情 , Idea: 解釈 , Function: 影響 , Expectation: 期待) アプローチで聞く.
2. BPS(Bio-Psycho-Social) モデルを用いて患者の精神社会的背景も意識する.
3. 不安を傾聴した上で，自己対処法への気づきを与える動機付け面接法が有効である.

Recommendations

- □ 先ずは不安が精神疾患によるものか DSM-5 に従って適切に診断する.
- □ 患者の不安を傾聴し，解釈モデルを明らかにして不安の背景を探る. FIFE アプローチや BPS モデルが有効である.
- □ 傾聴に加え，本人の自己対処法への気づきを与えるような対話が不安に対して有効である.
- □ 共感的・支持的態度を示し，場を適切に設定して不安を話しやすい環境づくりに努める.
- □ 医療者と患者の共通の理解基盤・目標を認識し合う.

References

1) Wittchen HU, Kessler RC, Beesdo K, et al. Generalized anxiety and depression in primary care: prevalence, recognition, and management. J Clin Psychiatry. 2002; 63 Suppl 8:24-34.
2) Weston WW, Brown JB,Stewart MA. Patient-centred interviewing. Can Fam Physician. 1989; 35: 147–15.
3) 草場鉄周 . 家庭医療のエッセンス . カイ書林 . 44p. 2012.
4) 前田 泉 . 実践！患者満足度アップ . 日本評論社 . 2005
5) Miller WR, Rollnick S. 松島義博 . 後藤恵 (訳). 動機付け面接法　基礎・実践編 . 星和書店 . 2007
6) Elwyn G, Dehlendorf C, Epstein R, et al. Shared decision making and motivational interviewing: achieving patient-centered care across the spectrum of health care problems. Ann Fam Med. 2014; 12(3): 270-275.

7) Gorsh AK. Understanding medical uncertainty. J Assoc Physicians India. 2004; 52: 739-742.

8) Edgoose J. Rethinking the difficult patient encounter. Fam Pract Manag. 2012 ;19(4):17-20.

9) Jinichi Tokeshi. Letter to the Editor- An Open Letter to My Son: Five Virtues. Hawaii Med J. 2011; 70(8): 178–179.

（黒田 格）

6 「自然の力で治したいのです」への対応

学習目標

- □ 患者が補完代替医療に関わる可能性が高いことを認識する．
- □ 患者の癌に関する信念，恐れ，希望，期待を知る．
- □ 患者の価値観と信念を認識し，医療にどのように影響するかを理解する．

要旨

がん患者で補完代替医療を受けている割合は約半数であるという事実のもと，エビデンスに基づく標準的な治療を受ける機会が与えられるよう患者とのコミュニケーションを考える必要がある．

Highlight

When a patient says that he wants to be cured by the power of nature, what should a physician to do?

Studies have reported up to now that about a half of patients having cancers have undergone complementary and alternative therapies. So it is necessary for physicians to brush up on their communication skills towards patients to provide standard therapies confirmed by evidence-based medicine.

Challenge Case

患者：60 歳，男性．会社経営者．

現病歴：高血圧症以外に特に既往はない．消化器症状はなかったが，健診で便潜血陽性が判明．A 病院で大腸内視鏡検査を行ったところ，S 字結腸にステージⅡの大腸癌が見つかった．親戚（叔父）にステージⅣの大腸癌で手術後にすぐに亡くなった方がいたことから，手術療法にもともと懐疑的な見方を持っており，インターネットで標準的治療ではないサイトを多く見つけ，:「自然の力で治したいのです」とある食事療法を中心とした補完代替医療（**Glossary1**）を選択，手術はしないことを妻とも話し合い決めていた．米国在住の一人娘が心配して，帰国，別の意見を求めて，診断された病院とは違う B 病院の総合診療科を受診した

既往歴：高血圧症（コントロール良好）

社会歴：喫煙歴なし　機会飲酒　社員数十人規模の会社経営者．
　妻と二人暮らし　子どもは 1 人　アメリカ在住の長女のみ

身体所見：身長 165cm，体重 70kg，血圧 130/ 70mmHg，脈拍 72 回 / 分，呼吸数 16 回 / 分，体温 36.5℃，眼瞼結膜に貧血なし．腹部に圧痛なし．

経過 1：初療は総合診療医 G が担当することになった．上記の病歴聴取と身体所見を取り終えたところで，患者さんを待合室で待ってもらい，指導医 M と相談することとした．

Tutorial

M：進行大腸癌に対して補完代替医療のみを希望されている受診ケースですね．この先，どのように診療を進めていきますか？

G：難しい問題と思いました．エビデンスに基づく標準的治療は選択されないようですが，医師として助けることのできる命を縮めるような選択は許容できないですね．ステージⅡでS 状結腸癌なら 5 年生存率 85.8% ですよね[1)]．補完代替医療のみだと死亡リスクは 2 倍以上になる[2)] らしいじゃないですか．この方の予後はまずは今から説得します．

M：医師として許容できない選択というところですね．G 先生の考えは，大事ですね．

G：あれ，そのお話の仕方，M先生が外来でよく患者さんとの会話で使っているセリフのような気がします．患者さんの言葉を繰り返して，その後に「大事です」とか適当に話を合わせて…失礼しました．「適切に」の誤りです．

M：言いたい放題，いや，よく指導医を観察していますね．

G：すみません．脱線しました．

M：いえいえ，いまの G 先生と私の会話が今後の診療の手助けになるかもしれません．

G：というと？

M：M 先生のことを「言いたい放題」と言ったり，「よく指導医を観察しています」と言ったりどちらが私の意見でしょうか．

G：建前が「よく指導医を観察しています」で本音が「言いたい放題」でしょうか？

M：裏表のある指導医みたいですね．本音と建前というより，私としては両方の気持ちが共存しているのというのがまさに本音です．

G：本音と建前と表現して大変失礼しました．この患者さんに当てはめると，補完代替医療の選択自体が，白黒はっきりしている問題ではなく，その点を共有した方がいいということでしょうか．

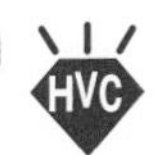

M：そうですね．ある調査によると，癌患者の約 45%が，1 種類以上の補完代替医療を利用し，平均して月に 5 万 7000 円を出費しており，補完代替医療を利用している患者の 61%は医師に相談していないそうです[3)]．補完代替医療

について，患者の希望と医師の役割について考えさせられますね．では具体的にどのようにコミュニケーション（Glossary2）を取ればよいのか考えてみましょう．

G：はい．

M：さらに具体的に，診察で明らかにすべきことを考えてみましょう．

Box 1　診察で明らかにすべきこと（文献[4]より作成）
1 患者の信念，恐れ，希望，期待，および補完的医療・統合医療の経験を具体的に知る．
2 従来の治療法がどのような試みであったのか，そして，患者がどんなことに関心を持っているのか，安全性，QOL，費用，その他の問題が理由で，役に立たないと思ったのか，または拒絶したのかを知る．
3 QOL と終末期問題に関する考えを含む，患者の精神的，宗教的価値観と信念を認識し，これらが医療の選択にどのように影響するかを理解する．
4 患者が家族，コミュニティ，信仰，友人から受ける支援の水準を知る．

G：自信はありませんが，頭に入れて聞いてみます．

（指導医とともに話を続けることとした．）

医師：治療方法についてどのようなことを検討されたのですか？

患者：叔父が60歳のとき，手術後3カ月で亡くなってしまいました．手術を無理にしなければもっと頑張れたのではないかと兄が話していたのが印象に残っています．

医師：手術が原因で命を縮めてしまったとお考えなのですね．

患者：そうですね．ただ，何をしても同じことだったのかもしれないと今は少し思っています．

医師：どんな治療を経験されてきたのですか？

患者：いろいろと試しています．知人から教えてもらった自然食品をはじめています．

医師：癌についてどのような考えをお持ちですか？

患者：治らないものと思ってしまうのですが，大腸癌の治療成績は悪くないのですね．危ない手術でこれだけ良くなるなら自然療法でも良くなるのではないかと思っています．

医師：ご家族や友人とはご相談されましたか？

患者：妻は私の叔父のことをよく知っていますし，私の考えを尊重したいと言ってくれています．一人娘は手術を受けないことについて猛反対です．助かる病気なのにどうかしていると怒っています．アメリカから駆けつけています．

経過 2：患者の考えを聞いた上で，自然療法のメリット・デメリットなど情報の見極め方[5]，根拠に基づいた治療成績についての情報提供[6]，大腸癌のステージⅡでの治療成績はS状結腸癌なら5年生存率85.8%[1]であることを伝えた．

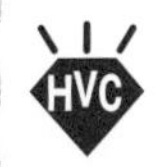

患者：いままでの病院では，検査結果や治療方法については十分に説明を受けましたが，私の考えを聞いてもらうことはほとんどありませんでした．自然療法で良くなった例があることと実際の治療成績の比較はできていなかった気がします．今後については，妻や娘とも相談して，次回外来までにお返事したいと思います．

高価値な医療と低価値な医療 High-value Care & Low-value Care

高価値な医療

□ 補完代替医療を認識した上で行う癌診療.
□ 患者の価値観を尊重しつつ，命を守る医療.

低価値な医療

□ 医師の価値観を押し付ける医療.
□ 患者の選択肢を狭める医療.

Glossary

1. 補完代替医療

米国の国立補完統合衛生センター補完代替療法については，「一般的に従来の通常医療と見なされていない，さまざまな医学·ヘルスケアシステム，施術，生成物質など」と定義している[5)].

2. コミュニケーション

患者が積極的に補完代替医療を医師と相談することは少ないと認識し上で，補完代替医療に依存・傾倒して，標準治療を受ける機会を失わないようにするコミュニケーションが重要である．患者を無理やり「説得」するのではなく，患者の心理的背景も汲み取り，最終的に患者自身が「納得」する形で判断できるように配慮する[5)].

Short Lecture

1. 患者の考えを聞く

当たり前のようだが，意外とできていない現状については，補完代替医療を利用している患者の61％は医師に相談していない[3)]と先に述べた．約半数の癌患者がなんらかの補完代替医療を使っていることを認識した上で，患者に相対する必要がある．医療者と患者とでオープンに話し合うことで，患者は全体的に統合された医療を受けられるだけでなく，通常の治療法との相互作用から生じるリスクを最小限にすることができる[5)].

2. 情報提供

これも当たり前のようだが，リソースは近年充実している．「統合医療」情報発信サイトは，厚生労働省「統合医療」に係る情報発信等推進事業に基づき，患者・国民及び医療者が「統合医療」に関する適切な情報を入手するために構築されたホームページ[5]であり，患者と情報共有するにはよいリソースと考える．

Recommendations

□ 補完代替医療を認識した上で，癌診療に従事すべきである．

□ 癌患者とのコミュニケーションスキルは標準化された癌診療を行う上で重要であり，患者の多様な価値観を知る必要がある．

References

1) 大腸癌研究会.「大腸癌治療ガイドライン医師用 2016 年版」 2016 年 11 月 1 日
http://www.jsccr.jp/guideline/2016/index_guide.html

2) Johnson SB, Park HS, Gross CP et al.Use of alternative medicine for cancer and its impact on survival.J Natl Cancer Inst. 2018 Jan 1;110(1).

3) Hyodo I , Amano N , Eguchi K ,et al. Nationwide survey on complementary and alternative medicine in cancer patients in Japan. Journal of Clinical Oncology. 2005;23;2645-54.

4) Society for Integrative Oncology.Evidence-based clinical practice guidelines for integrative oncology: complementary therapies and botanicals.J Soc Integr Oncol. 2009 Summer;7(3):85-120.

5)「統合医療」情報発信サイト
http://www.ejim.ncgg.go.jp/public/index.html
「統合医療」情報発信サイトは，厚生労働省「統合医療」に係る情報発信等推進事業に基づき，患者・国民及び医療者が「統合医療」に関する適切な情報を入手するために構築されたホームページ

6) がんの補完代替療法クリニカル・エビデンス（2016 年版）- 日本緩和医療学会
https://www.jspm.ne.jp/guidelines/cam/2016/pdf/cam01.pdf

(本村 和久)

7 頻回に救急外来を受診する患者さんへの対応

学習目標

- □ 頻回受診者であっても緊急性，重大性の高い疾患の可能性を考慮する．
- □ 頻回受診となりやすい患者要因，受診パターンを知る．
- □ 頻回受診者への根拠ある介入方法を知る．

要旨

救急外来への頻回受診は医療機関への負担のみならず，医療経済的な問題でもある．薬物・アルコールなどの物質依存，気分障害や不安障害などの精神疾患，慢性疼痛，コントロール不良の多併存慢性疾患の他，貧困や孤独などの社会経済的問題といった社会要因がリスク因子として知られている．頻回受診者が救急外来を受診した際には緊急性・重大性のある病態のアセスメントはもちろんのこと，仮に緊急性がない場合にも単回のマネジメントにとどまらず，受診動機の評価や患者の抱える生物心理社会的問題に対し，ケースマネジメントなどの多職種による継続的ケアにつなげることが高価値な医療である．

Highlight

Reducing frequent visits to the emergency department

Frequent visits to emergency departments cause not only a burden for medical institutions but also problems for the medical economy. There are risk factors such as dependency on drugs or alcohol, mental disorders such as mood disorders or anxiety disorders, chronic pain, or multimorbidity of chronic diseases which are poorly controlled. Also risk factors from social and economic problems such as poverty and solitude are well known. When a frequent visitor comes to the emergency department, it goes without saying to perform assessment on the emergent and critical physiology of the patient.

Even if there isn't any emergency, just one time management for the patient isn't sufficient. Instead, to assess the reason for the visits of the patient or to consider bio-psycho-socio problems of the patient may provide continuing care such as case management held by the interprofessional staff. The author declares that this is high-value care.

Challenge Case

様々な症状を主訴に救急外来を頻回受診する高齢女性

患者：72歳　独居女性

セッティング：市中病院の救急外来

現病歴：

(総合診療医のカルテより)

約2年前から胸痛や頭痛，耳鳴り，めまい，ふらつきなどを主訴にウォークイン，あるいは救急車で救急外来を受診することが多くなった．多いときには週に数回受診することもある．毎回救急当番医師による診察，心電図や採血，画像検査などが施行されるが，大きな異常所見はなく，緊急性はないものとして帰宅の方針となる．今回も本日朝1時頃より胸がどきどきし始め，息苦しく圧迫される感じ，めまいもあったため，自ら救急車を要請し，緊急搬送された．

既往歴：うつ病，不安神経症，高血圧，2型糖尿病，慢性閉塞性肺疾患

生活歴：喫煙：1箱（20本）× 50年

アルコール：機会飲酒

離婚歴あり，遠方に娘さんがおられるようだが疎遠である．現在は独居．介護保険なし．

内服歴：アムロジピン5mg 1錠分1，ベタヒスチンメシル酸塩6mg 3錠分3，メトフォルミン500mg 2錠分2，シタグリプチンリン酸塩50mg　1錠分1，エチゾラム0.5mg 3錠分3，スボレキサント15mg 1錠分1眠前

身体所見：身長155cm 体重45kg，血圧148/92mmHg，脈拍90/分整，呼吸数18回/分，体温36.8度，眼瞼結膜貧血なし，心音/呼吸音異常なし，腹部異常なし，神経学的異常所見なし

Tutorial

M：様々な症状を訴えて救急外来を受診された方です．診療録を確認すると今回だけでなく，頻回に救急外来を受診されている方のようですね．どう対応しましょうか？

G：血管イベントのリスク因子を複数有している方です．これまでにも同じような症状で繰り返し受診されてはいますが，主訴からは急性冠症候群や脳血管障害など緊急性のある病態ではないか病歴聴取，診察した上でアセスメントしたいと思います．

M：いいですね．リスク因子を有する症例です．頻回受診者（Glossary）の多くが緊急性のある病態ではなかったとの報告[1]はあります．一方で過去の経過にとらわれず，リスク因子を念頭に置きながら緊急性，重大性のある病態の評価を行う必要はありますね．評価はどうだったでしょうか？

G：心電図検査や神経診察も念のため行いましたが異常は認めませんでした．救急外来で安静にして経過をみたところ症状はある程度軽快されているようです．本日のところは帰宅可能と思います．やはり心因性なのでしょうか．本人にも緊急性はないと説明を行いました．

M：まずは安心ですね．先生の説明時，患者さんはどのように反応されていましたか？

G：うーん，あまり納得とは言い難い表情でした．心配はなさそうと診察結果や検査結果を呈示しながらわかりやすく説明したつもりですが，「わかりました…」とは言われるものの心配そうな表情でした．また近日中に来てしまうかもしれませんね．

M：非言語的コミュニケーションですね．確かにまた救急外来を受診されそうですね．頻回受診者の大多数は自己の症状を緊急性があるものと認識しているとされています[2]．本日の時点での緊急性はないというのは正しいアセスメントと思いますが，大きな枠組みで考えるとこのケースの抱える健康問題は解決したとは言い難いかもしれません．シンプルな生物医学モデルのみではこのような頻回受診患者には対応困難とされています[3)]．

救急外来への頻回受診は医療機関への負担も多く，医療経済的にも大きな問題となっており[4)]，実はその予後は不良ともされています[5)]．こういった救急外来を頻回受診される患者さんにどのように対応するのがよいでしょうか？

G：難しい質問です．正直考えたこともありませんでした．そもそもどんな患者さんが頻回受診しやすいのか，わかっているのでしょうか？

M：いい質問です．薬物依存やアルコール依存症[6)]，精神疾患[7)]，コントロール不良の多併存疾患[8)]などの生物心理的問題に加え，ホームレスや保険未加入者，低所得といった社会要因[9)]もリスク因子として知られています．また，頻回受診者といっても単一の集団ではなく，医師患者間の情報共有不足が原因である場合，虐待や性的問題などの真の受診理由がある場合，慢性疼痛や精神疾患，孤独や依存的背景がある場合，病気のラベリングを求める場合など，いくつかのパターン分類がなされている報告[3)]もあります．それぞれによって対応が異なることを知っておくとよいでしょう．

G：確かにこの患者さんにも気分障害や不安障害など精神疾患の背景がありますね．受診に関する真の理由がある可能性，現在の精神状態のアセスメントや経済状況，家族背景などの心理社会的背景については今回聴取できていませんでした．

M：あくまで救急外来ですので本日のところは十分な聴取内容とは思います．とはいえ，例えば日中の総合診療科外来を定期的に受診していただき，関係性を構築しながら詳しくお話しを聞いていってみるのはどうでしょうか？救急外来では毎回異なる医師が対応しているため，継続性の軸が担保できていませんね．複雑性の高い背景，問題を抱えることの多い頻回受診者については，救急室ではない場所でのケアが重要とされています[10)]．有効な介入方法については様々試みられていますが，ケースマネジメントといって，医師だけでなく多職種で検討を行う手法には根拠があるとされています[10)11)]．

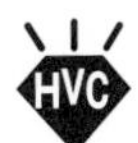

G：わかりました．かかりつけの心療内科や内科にも情報提供を依頼し，私の外来予約を行なってもらいたいと思います．

後日，総合診療科外来を受診された．不安感が非常に強く，経済的に切迫していること，家族や社会的にも孤立していることが明らかとなった．関係性を構築しながら定期外来を受診いただくこと，総合診療医のみならず，精神科医，臨床心理士，看護師，ソーシャルワーカー，地域のケアマネージャーなどの多職種で本ケースのケアについて協議していくこととなった．

高価値な医療と低価値な医療　High-value Care & Low-value Care

高価値な医療

- □ 頻回救急受診となった患者について生物心理社会的背景を考慮し，継続性を担保しながら多職種でケースマネジメントを行う．

低価値な医療

- □ 頻回救急受診者に対して緊急性のない病態と安易にアンカリングする．
- □ 頻回救急受診となる患者背景を考慮せず，その場のみの単回マネジメントのみ行う．

Glossary

頻回受診：定義は様々だが，年間5回以上とするLockerらの定義[12]はしばしば使用される．

Short Lecture

「ケースマネジメント」とは

多職種によって構成されたチームによって提供されるパッケージ化された患者中心の介入手法のこと．医学的および社会的支援を通じて患者自身をエンパワーメントしていく[13]．介入の場所は病院に限定されず，地域全体に及ぶ．

1. Identification（問題の同定），
2. Assessment（アセスメント）
3. Planning（計画），
4. Implementation（実装），
5. Evaluation/Monitoring（アウトカム評価，モニタリング）

の5つのステップからなる．ケースマネジメントにより実際に救急外来の頻回受診を低下させたとする報告[10) 11)]がある．

Recommendations

- □ 頻回受診患者の受診動機，パターン，生物心理社会的背景をアセスメントする．
- □ 継続性を担保し多職種でのマネジメントを行う．

References

1) Malone RE. Heavy users of emergency services: social construction of a policy problem. Social Science & Medicine (1982). 1995;40(4):469-77.
2) LaCalle E, Rabin E. Frequent users of emergency departments: the myths, the data, and the policy implications. Annals of Emergency Medicine. 2010;56(1):42-8.
3) Gillette RD. Caring for frequent-visit patients. Family Practice Management. 2003;10(5):57-62.
4) Abajobir AA, Maravilla JC, Alati R, et al. A systematic review and meta-analysis of the association between unintended pregnancy and perinatal depression. Journal of Affective Disorders. 2016;192:56-63.
5) Bodenmann P, Velonaki VS, Ruggeri O, et al. Case management for frequent users of the emergency department: study protocol of a

randomised controlled trial. BMC Health Services Research. 2014;14:264.

6) Fuda KK, Immekus R. Frequent users of Massachusetts emergency departments: a statewide analysis. Annals of Emergency Medicine. 2006;48(1):9-16.

7) Hansagi H, Allebeck P, Edhag O, et al. Frequency of emergency department attendances as a predictor of mortality: nine-year follow-up of a population-based cohort. Journal of Public Health Medicine. 1990;12(1):39-44.

8) Lucas RH, Sanford SM. An analysis of frequent users of emergency care at an urban university hospital. Annals of Emergency Medicine. 1998;32(5):563-8.

9) Moore G, Gerdtz M, Manias E, et al. Socio-demographic and clinical characteristics of re-presentation to an Australian inner-city emergency department: implications for service delivery. BMC Public Health. 2007;7:320.

10) Bodenmann P, Velonaki VS, Griffin JL, et al. Case management may reduce emergency department frequent use in a universal health coverage system: a randomized controlled trial. Journal of General Internal Medicine. 2017;32(5):508-15.

11) Soril LJ, Leggett LE, Lorenzetti DL, et al. Reducing frequent visits to the emergency department: a systematic review of interventions. PloS One. 2015;10(4):e0123660.

12) Locker TE, Baston S, Mason SM, et al. Defining frequent use of an urban emergency department. Emergency Medicine Journal. 2007;24(6):398-401.

13) Bristow DP, Herrick CA. Emergency department case management: the dyad team of nurse case manager and social worker improve discharge planning and patient and staff satisfaction while decreasing inappropriate admissions and costs: a literature review. Lippincotts Case Manag. 2002;7(3):121-8.

(森 英毅)

8　複数の医療機関に受診歴のある慢性疼痛に出会ったら

学習目標

- □ 身体症状を訴える患者の背景に存在する心理社会的な問題を見逃さない．
- □ 医学的に説明のできない症状を訴える患者へのアプローチとして生物心理社会モデルを活用する．
- □ 身体症状症に対する適切な関わり方を知り，実践する．

要旨

身体症状症は複数回の受診，検査，治療により医療コストを増大させていることが明らかとなっている．患者は不要な検査を受ける一方，精神的問題を十分に評価されないことが多い．それゆえ，身体症状を訴える患者の診療を行う場合，プライマリ・ケア医は常に背景に存在しているかもしれない心理社会的要素についても目を向ける必要性がある．身体症状症の患者の多くは原因を見つけて身体症状を解消してくれる誰かを見つけようと複数の医療機関を受診する傾向にあるが，治療のゴールは医師患者関係の構築と生活の質の向上及びコーピングを手助けすることである．そのためには無用な検査を繰り返すのではなく，定期的な診察スケジュールを組み，患者の訴えに受容と共感を伴って傾聴をし，愁訴に関連した身体診察を繰り返し，それでもマネジメントに難渋したり併存する精神疾患が重度である場合は精神科専門医とも協働で診療にあたることが重要である．

Highlight

High-value care approach for the patient with multiple somatic symptoms

Several studies have shown a strong relationship between somatization and excessive health care costs resulting from high numbers of health care visits, repeated diagnostic testing, and costly treatments. Many patients with multiple somatic symptoms receive unnecessary and invasive somatic investigations, whereas psychological factors are insufficiently explored. When somatic symptoms remain unexplained after a thorough medical workup, there is an increased probability of a psychiatric comorbidity. In treating patients with chronic somatic symptoms, the main goal is not to cure the disease but to improve function and help the patient cope more effectively with symptoms. It is more helpful to educate patients about how psychosocial stressors and somatic symptoms interact. Education and regular scheduled visits are central to the management of these patients. Evidence-based treatments should be provided for depression or any anxiety disorder that is identified. There is also increasing evidence that these treatments (antidepressant medications, cognitive-behavioral therapy, exercise, and collaborative care) are also effective for improving functioning and decreasing somatic symptom burden.

Challenge　Case

患者：35歳男性

現病歴：6カ月程前より，腰背部の鈍痛を自覚するようになった．痛みの出現は緩徐であり，労作による増悪はなく痛みのピークは起床時であった．

3カ月前に近医の整形外科を受診した．腰部のX線およびMRI検査を受けたが異常は認めず，外用薬で様子をみるよう指示をされた．しかし，その後も症状が続くため，2カ月前に別の整形外科を受診したところ，市中病院のリウマチ科を紹介された．再度各種X線に加えて，採血採尿検査など行われたが異常は認めず，内服の鎮痛剤を処方された．内服すると少しは良いような気もするが，やはり背部痛が消失することはなく，ここ1カ月で複数箇所の医療機関を受診したが，どこでも「特に異常はない」と言われるばかりであった．最近では痛みのために次第に仕事に行くのが辛くなってきたため，会社の上司に相談したところ，総合診療科の受診を勧められ来院した．

既往歴：22歳時に交通事故で左腓骨骨折(手術なし，保存的治療)

身体所見：身長176cm，体重62kg(半年前64kg)，血圧　114/62mmHg，脈拍56回/分，呼吸数16回/分，体温36.8℃，頭頸部異常なし，胸腹部異常なし，背部・四肢に特記すべき異常なし，神経学的所見に異常なし．

Tutorial

M：腰背部痛を主訴に受診されたケースです．いわゆるレッドフラッグはないようですが，どのように考えていきますか？

G：すでに3カ月以上続いており，慢性疼痛に分類されます．これまで複数の医療機関を受診しても何も異常がないと言われているのが確かであれば，一筋縄ではいかなそうですね．まずはこれまで行った検査や画像結果を取り寄せてみたいと思います．

M：いいですね．画像は後日の取り寄せとして，まずはご本人が持参したこれまでの採血データを確認しましょうか．

G：A クリニック，B 病院，C 病院・・・内科だけでも 6 箇所受診していますね．検尿は毎回異常がなくて，採血でも炎症反応の上昇は一度もありません．甲状腺や副腎機能，抗核抗体などの検査も一通り出されていて問題ないようです．

M：ではどうしましょうか？

G：そうですね，とりあえず当院は初診ですし，一通りの採血などの検査を再度やっておこうと思います．

M：これまでの経過が正しければ，おそらく結果は異常なしで返ってくる可能性が高いと思われますが，他に何かやるべきことはありますか？

G：とりあえず，対症療法としてこれまでとは違う鎮痛剤を試してみようかと思っています．

M：なるほど．しかしそれではこれまでご本人が受診してきた医療機関と同じ対応になるのではないでしょうか？

G：あ・・・．

M：ところで，何か精神的な問題についての訴えはありませんでしたか？

G：特に本人からの訴えはなく，こちらから質問することもしませんでした．

M：一筋縄ではいかないと感じていたようですが，視点を変えてみると意外なヒントがあるのではないでしょうか．

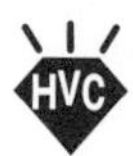
G：ピンときましたよ，先生．生物心理社会モデルでアプローチしてみます．採血結果が出るまでにもう一度診察に行ってきます．

～15分後～

M：いかがでしたか？

G：心理コンディションについてはMAPSOシステム(**Glossary1**)を用いて評価を行いました．うつ症状で引っかかる部分があったため，Patient Health Questionnaire(PHQ)-9で評価したところ12点と10点以上であり，大うつ病性障害を疑いました．しかし，ご本人としては背部痛のために仕事に支障を来すようになってから，抑うつ傾向が強まってきたとのことで身体症状に伴う抑うつ気分の要素もあるかもしれません．希死念慮は認めていません．社会的な要素については，痛みを自覚し始める少し前に仕事で慣れない部署に突然異動になった，ということがありました．

M：心理社会的な要素と背部痛の関係性についてはご本人の認識はいかがでしたか．

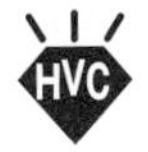

G：全く関係ないとは思わないが，何か重大な病気があるのではないかと強い不安を感じているとのことでした．

M：もし身体的な問題はないと仮定した場合，診断としてはどんなものが想定されるでしょうか？

G：えーと・・・．身体症状症(somatic symptom disorder，**Glossary 2**)でしょうか．

M：医学的に説明のつかない身体症状としてMUS(Medically unexplained symptoms, **Glossary 3**)と呼称されることもありますが，DSM-5で操作的な診断を行うと身体症状症が最も近いかもしれませんね．

G：後ほど，診断基準を確認しておきます．

M：慢性疼痛はプライマリ・ケアにおいて最も多い愁訴の一つとされています．確かに，身体症状症と紛らわしい身体疾患 (Box 1) の鑑別も重要ですが，器質的な疾患の有る無しに固執しすぎると却って心理社会的問題へ目が向きにくくなるものです．

G：今後はどのように関わっていけば良いのでしょうか？

M：身体症状症の患者さんとの関わり方についてはこんなもの (Box 2) が推奨されていますよ．

G：なるほど，これなら自分にもできそうです！

Box 1　身体症状症と紛らわしい身体疾患 [1)より一部改編]

	疾患名	鑑別に有効な検査
多系統に障害を生じる疾患	全身性エリテマトーデス	抗核抗体など
神経系疾患	多発性硬化症，脳腫瘍	頭部 CT
内分泌疾患	甲状腺機能異常 副腎機能低下症	TSH，fT4，ACTH，コルチゾール
発作性疾患	不整脈，狭心症，てんかん，急性間欠性ポルフィリン症，褐色細胞腫，インスリノーマ	Holter/負荷心電図，脳波，尿中PBG定量，腹部CT，尿中カテコラミン，血糖/血中インスリン値

Box 2　身体症状症に対して推奨される関わり方 [2)]

診察時間と間隔(例.4～6週間)を決めて定期的に診察する
新しい症状や健康上で気がかりなことに関する簡単な身体診察を毎回行う
検査前確率の低い，不必要な検査を極力行わない
併存している精神疾患やアルコールや物質依存の治療を行う
ポリファーマシーは避け，依存性のある薬(オピオイドなど)は使用しないか減らす
痛み止めを使用する場合は頓用ではなく定期内服とする
理学療法や簡単なエクササイズなど運動療法を勧める

高価値な医療と低価値な医療　High-value Care & Low-value Care

高価値な医療

- □ 医学的に説明のつかない症状を訴える患者に対しては生物心理社会モデルでアプローチをする.
- □ 心理社会的な要因によって身体症状が引き起こされることを認識する.
- □ 身体症状症に対して推奨される関わり方を実践する.

低価値な医療

- □ 身体的疾患があるかどうかを明らかにすることだけに拘泥する.
- □ 身体的な症状に気を取られ，心理社会的な要素の評価を疎かにする.
- □ 医学的に説明のつかない症状に対して無用な検査や投薬を繰り返す.

Glossary

1 MAPSO システム

気分障害（Mood disorders），不安障害（Anxiety disorders），精神病群（Psychoses），物質関連障害（Substance-induced disorders），器質性疾患／その他の障害（Organic or Other disorders）という5大疾患群の頭文字をつなげたものであり，内科医／プライマリ・ケア医が出会う頻度の高い疾患のみに的を絞って，複雑な精神科の用語や概念を，非専門医でも覚えやすいように整理配列した診断ツール.

2 身体症状症

DSM-5では「身体症状症および関連症群」のうちの一つ．身体的な健康への懸念が特徴的であり，メンタルヘルスケアに助けを求めるのではなく，身体的な治療を求めて受診する傾向にある.

3 MUS(Medically unexplained symptoms)

何らかの身体疾患が存在するかと思わせる症状が認められるが，適切な診察や検査を行っても，その原因となる疾患が見出せない病像のこと.

Short Lecture

身体症状を訴える患者における精神的な問題とプライマリ・ケア

1. プライマリ・ケア医を受診する20%の患者はうつ症状を持ち，5～10%に大うつ病の診断基準を満たす[3].
2. 抑うつ症状のある患者の7割は，疲労や不眠，非特異的な筋骨格系の疼痛など，身体症状のみを訴えて受診する[4].
3. 2つ以上の箇所の疼痛を訴える患者には抑うつ症状を認めるリスクが2倍になる[5].
4. プライマリ・ケア医は約半数の患者の抑うつ症状を見逃している[6].

Recommendations

□ 医学的に説明のつかない症状については心理社会的な問題にも目を向ける.

□ 心理社会的な問題があっても，身体的な症状のみを訴えて受診することが多いことを認識しておく.

□ 身体症状症を疑った場合には不必要な検査や投薬は極力行わず，定期的な関わりの中で患者医師関係の強化を図る.

References

1) 中田潤子，笠原敏彦. 心気症・身体化障害. 最新精神医学. 1998;3:199-206.
2) Carmen Croicu, Lydia Chwastiak, et al. Approach to the Patient with Multiple Somatic Symptoms-Med Clin N Am.2014;98:1079–1095.
3) Katon WJ, Schulberg H. Epidemiology of depression in primary care-Gen Hosp Psychiatry.1992;14:237–47.
4) Simon G, Von Korff M,et al.An international study of the relation between somatic symptoms and depression-N Engl J Med. 1999;341:1329–35.
5) Bair MJ, Robinson RL, Katon W, et al. Exploring depression and pain comorbidity:a literature review-Arch Intern Med .2003;163(20):2433–45.
6) Simon GE, Von Korff M. Recognition, management, and outcomes of depression in primary care-Arch Fam Med.1995;4:99–105.

7) Kirmayer LJ, Robbins JM. Three forms of somatization in primary care:prevalence,co-occurrence,and socio-demographic characteristics. J Nerv Ment Dis.1991;179:647–55.

8) Smith RC, Lein C, Collins C, et al. Treating patients with medically unexplained symptoms. J Gen Intern Med.2003;18:478–89.

（松澤 廣希）

9　怒っている患者さんの対応

学習目標

- □ 怒っている患者さんに出会ったら，まずは医療者と患者さんの安全を確保する．
- □ コミュニケーションの階層を意識して合わせ共感を示す．
- □ 怒りの背景にある感情，考え・信念・価値観を共有しニーズを聞き出す．

要旨

癌と診断され，患者が怒りを主治医に向けている事例．患者から怒りの感情をぶつけられたとき，医師はどのように対応したら良いのだろうか？まずは医療者の安全を確保する事，治療が必要な疾患が隠れていないか探ることが第一歩となる．怒りには様々な背景があるため，コミュニケーションのレベルのズレを意識しながら共感的なコミュニケーションを行い，怒りの背景を探ることが大切である．

Highlight

Evaluation and treatment of an angry patient

This is a case report of a patient who was diagnosed as having cancer and got angry with his doctor. What should a physician do, when a patient gets angry with them? Firstly, he should ensure safety for medical providers, and secondly should try to find diseases which require medical treatment. In fact there are various kinds of backgrounds for angry patients. It is necessary, with an awareness of the presence of the gap in communication level, to perform empathetic communication so as to understand the origin of the anger.

Challenge　Case

患者：70 歳男性

現病歴： 1 週間ほど続く食後上腹部違和感あり．糖尿病・高血圧で通院している A 診療所で定期通院時に相談．診察では明らかな異常なく胃炎の診断で制酸剤が処方され経過観察の方針となった．その 4 日後，以前より予約していた人間ドックを受診．腹部超音波施行され膵癌の疑いが強いため早急に受診するように言われ A 診療所受診．

既往歴：糖尿病，高血圧症

社会歴：喫煙歴なし，機会飲酒，元会社員，妻と二人暮らし

経過 1 ：主治医である総合診療医 G が対応．患者は入室して直ぐに「ドックに行ったら膵癌だと言われた．なぜちゃんと診断してくれなかったんだ！」と強い口調で医師に質問．G は「まずは詳しい検査をしないと分からないが，おそらく症状が出るずっと前から癌は存在していて 1 週間前に発症したのではない．症状が持続した場合は検査を考えていた．」と説明．すると患者からは「なんでずっと前からあったんなら早く診断してくれなかったんだ．ずっと先生に診て貰ってたのに．」と発言あり．G が膵癌のスクリーニングは一般的に推奨されておらずエビデンスも無いことを説明すると，患者は「あんたじゃ話にならん！上司を呼べ！」と激昂．G は上司と相談することを告げ外来看護師に対応を依頼し患者を診察室で待たせ指導医 M と相談することとした．

Tutorial

G：先生患者さんがとても怒っているんです．どうしたら良いでしょう？

M：よく私に相談してくれました．実はちょっと「怒り」は得意なんです！

G：確かに．先生が昔アンガーマネジメント（**Glossary 1**）の本を持ちながら研修医を怒鳴っていたとか，先生の鱗は全部逆向きなんじゃないかって噂も聞きました！

M：…．今回のケースは突然ドックで膵癌疑いの診断となって主治医に対して怒っているケースですね．相談の前に患者さんと看護師さんは大丈夫ですか？

G：どういうことですか？

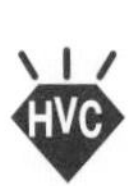

M：怒っている患者さんに出会ったとき，まず最初に2つの点をアセスメントすることが大切です．1．医療者の安全が確保されているか，2．患者さんは治療が必要な原因で怒っていないか，の2点です．（Box 1）

G：患者さんは怒っていて大声で話していましたが，ちゃんと椅子に座っていて，こちらの返事も聞いてくれていましたので，暴力を振るう心配はないかと思います．糖尿病の薬は最近変更してないですし，意識も清明だったので低血糖の可能性も低いかなと思います．

M：それなら安心しました．先生はどんなことを意識して対応したんですか？

G：いろいろと誤解があったので，ちゃんと事実に基づいて説明するように心掛けました．でも逆に怒らせてしまって．

Box 1　怒りの医学的原因

内科的原因	物質関連	心理社会的原因
アルツハイマー型認知症	ステロイド	躁うつ病，うつ病
甲状腺機能亢進症	メタンフェタミン	疼痛
低血糖	フェンサイクリジン	人格障害
不眠	アルコール	心的外傷後ストレス障害
鉛中毒		悲嘆
月経前症候群		
側頭葉てんかん		
脳損傷		
せん妄		

文献1より，筆者訳

M：コミュニケーションのレベルがずれているのかもしれませんね．(**Box 2**)

G：今回のケースの場合は，患者さんは「感情」もしくは「信念・考え」のレベルでコミュニケーションを取っていたのに，私は「事実・数字」のレベルで対応していました．

M：良い気付きですね．アンガーマネジメントの中では「コアビリーフ」といって怒りの背景に譲れない信念があると考えます[3]．怒りは「自分の領域が侵されたときに発動する感情」[4]とも言われていて，今回は患者さんの「信念・考え」が侵されたことに怒りの原因があるかもしれません．また怒りは「2次感情」[5]とも言われていて，他の感情の結果として怒りが表出されている可能性も考えられます．そこに焦点を当てて共感的なコミュニケーションを取ってみましょう．

G：でも，よく「共感的」っていうけど具体的な方法ってあるんですか？

M：「共感」は相手の見方で物事を捉えようとする姿勢です．私はNVC（Nonviolent Communication, **Glossary 2**）[6]の要素を参考にして，相手がどのように捉え，どう感じ，何を必要とし，何を要求しているか探りながら相手に返すようにし

Box 2　コミュニケーションのレベル

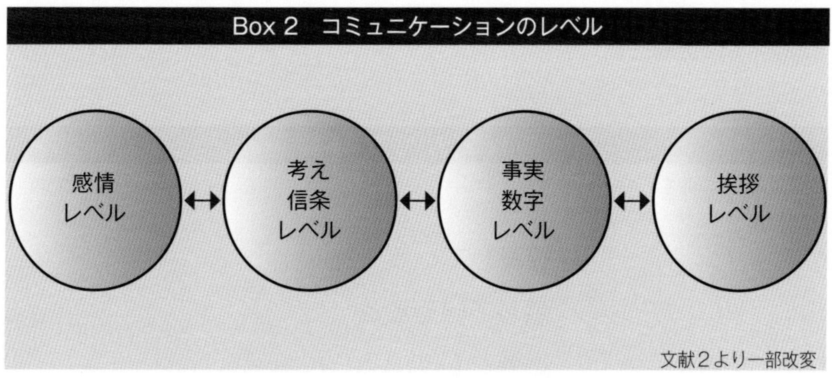

文献2より一部改変

ています．では一緒に患者さんの話を聞きに行きましょう．(Box 3)

経過 2：M が患者の話を聞くと，「G 先生を信頼しており，この先生に任せておけば大丈夫と期待していた」「突然膵癌かもしれないと言われて，病気がちの妻も支えなければならないし，これからどうしようかと不安になってしまった」などの発言が聞かれた．「G 先生に任せておけば安心だと思っていたのに，突然がんだと言われて驚かれたんですね．さらに奥さんのこともあったら不安でどうしたらよいか分からなくなって混乱しても仕方ないと思います．もし良ければ今後も私達が責任を持って診療を続けますので，まずは今後どうすることが一番良いのか相談しませんか？」と M が提案したところ，患者は今後も G の外来に通い続けることを希望され，まずは主治医である G から消化器内科へ紹介する方針となった．

M：患者さんも無事落ち着かれて良かったですね．どうでしたか？

G：振り返ってみると「私（G）に任せておけば大丈夫」といった期待が裏切られたこと，「なんでこんなことになってしまったんだ」という悲しみと「これからどうしよう」という不安から生まれた怒りだと気が付きました．私は誤解が原因と考え「事実」レベルの応答をしてしまいましたが，患者さんの「考え」や「気持ち」にまずは共感することが必要だったんですね．私のことを信頼してくれていることや，奥さんを心配されていることも知れて良かったです．

Box 3　NVC の 4 要素

① 観察していること
② 感じていること
③ 必要としていること
④ 要求していること

文献 6 より一部改変

M：そうですね.「怒り」は暴力や訴訟につながる注意が必要な感情ですが，患者さんの大切にしている価値観や信念を知るチャンスでもあります．安全が確保されたら必要以上に恐れずに，患者さんを知ろうとする姿勢が大事です．自分の感情や価値観を意識できずに怒りとして表現している方が多いので，こちら側から怒りの背景に隠れている考え・価値観や感情を注意深く探ることが大切です．最後に残念なことですが，警察の介入を依頼することが適切な場合もあります．頭の中に入れておいて下さい．(**Box 4**)

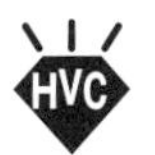

高価値な医療と低価値な医療　High-value Care & Low-value care

高価値な医療

- □ 怒りの背景に焦点を当てた診療.
- □ コミュニケーションの階層を意識した共感的な診療.

低価値な医療

- □ 正誤に焦点を当てた事実レベルでのコミュニケーション.

Box 4　警察の介入を考慮する状況

・大声を出す	：威力業務妨害罪
・罵声を浴びせ土下座を要求	：強要罪
・「金なんか払えるか！」	：恐喝罪
・ドアを壊された	：器物損壊罪
・蹴られた	：暴行罪
・診察室占拠	：住居占有罪

文献7より抜粋

Glossary

1 アンガーマネジメント

1970年代に米国で始まった，怒りの感情をマネジメントするための心理トレーニング法．アンガーマネジメントでは怒りを第1次感情から発生する第2次感情と捉えたり，怒りはコアビリーフ（譲れないこだわり）が影響され表れると考える．

2 Nonviolent communication

マーシャル・B・ローゼンバーグによって体系付けられたコミュニケーションの方法．「観察」「感情」「必要としていること」「要求」の4つの要素に注目しながらズレを整理し，お互いのニーズが満たされることを目指して，心からつながりながら共感を伴ってコミュニケーションを行うことを目的としている．

Short Lecture

1．コミュニケーションの階層を意識する

コミュニケーションにはBox Ⅱ-9-2に示したように「挨拶」「事実と数字」「信条や考え」「感情」のレベルがあると言われている．往々にして患者さんが「感情」レベルでやり取りしているのに対して医療者が「事実と数字」で対応しレベルがずれていることが多い．医療者がこのズレを意識して患者さんのコミュニケーションのレベルに合わせることが大切である．

2．共感的なコミュニケーションを行う

代表的な共感の方法は反復である．NVCの要素を意識して患者さんが「どう捉えて」「どう感じて」「何を必要としていて」「何を要求している」のかを注意深く探り，その内容を返すことでより質の高い共感的コミュニケーションにすることができる．

Recommendations

- □「怒り」という感情の性質を意識し，その背景に焦点を当てた診療を心掛ける．
- □ 共感的コミュニケーションスキルを身につけ，「怒り」を患者さんをより良く知り関係性を強化するチャンスに変える．

References

1) Chipidza F,Wallwork RS,Adams TN,et al. Evaluation and treatment of the angry patient. Prim Care Companion CNS Disord. 2016; 18(3): 10.4088/PCC.16f01951.
Published online 2016 Jun 23. doi: 10.4088/PCC.16f01951

2) 堀越勝 , 野村俊明 . 精神療法の基本 , 医学書院 , p35, 2012.

3) 安藤俊介 . アンガー・マネジメント , 初版 . 大和出版 ,p 53-57, 2008.

4) 堀越 勝 . 感情の「みかた」, いきいき株式会社 ,p 50, 2015.

5) 小林浩志 . アンガーマネジメント入門 , 初版 . 東洋経済新報社 , p 92-95, 2014.

6) マーシャル・B・ローゼンバーグ． NVC 人と人との関係にいのちを吹き込む法 , 新版 , 2 版 . 日本経済新聞社出版 , p170, 2018.

7) https://www.jbpo.or.jp/med/jb_square/s_infection/dictionary/di18/01.php（参照 2019-04-26）

(藤原 昌平)

10　予後を伝えられていない終末期の患者さんに対する対応

学習目標

- □ 医師は患者の生命予後を実際よりも長めに予測する傾向があるため，適宜，予後予測スケールなどを活用し客観的に予後を評価する．
- □ 自らの余命を知らないこと＝不幸な人生　とは限らない．その人の生き方，大切にしているものを尊重することで，人は解決困難な苦しみの中でも「穏やか」でいられることを認識する．

要旨

超高齢，多死社会を迎え，総合診療医も人生の終末期の患者と接する機会が多くなることが予想される．日本では自らの予後について知らされていない終末期の患者も多い．生命予後の予測は，治療方針や療養場所などを決める上で重要である．医師は患者の予後を実際より長く見積もる傾向があるため，適宜，予後予測 (Glossary 1) スケールなどを活用し客観的に予後を評価する必要がある．患者は自らの余命を知ることで，死を受容し，平穏な死を迎えることができる可能性がある．一方，日本では患者家族の多くは患者に予後の告知は望んでおらず，患者自身も余命を知ることよりも「生きていたい」と願う人が多いという現実がある．医療者にとって重要なことは，余命告知の是非に固執するのではなく，患者の苦しみを理解し，寄り添い続けたいという誠実な姿勢を持ち続けること，苦しみを抱えながらも人が「穏やかな心」でいられる条件を多職種で話し合いながら模索してゆくことが肝要である．

Highlight

The skill of taking care of patients who are at the end of life without being told the prognosis

The end of life is a precious time for all patients to compile their living. In Japan, patients at end of life do not necessarily want to know how long they can live. Medical staff have to search for ways that patients can be calm and happy through the insoluble suffering.

We have to try to focus on listening attentively to patients' suffering and understand them.

If patients seem to become calm by the declaration of the rest of their life, we may tell them the truth based on careful preparation and enough evidence.

On the other hand, for the patients who strongly deny their coming death and strongly desire to survive, we do not necessarily have to force them to accept their death, but we should help patients to fulfill the way they want to live.

What is most important for medical staff is not to stick to the declaration of life expectancy, but to maintain a sincere attitude of understanding the patient's suffering and wanting to stay close to it. We have to explore the condition that patients become calm and happy even with the insoluble suffering.

Challenge Case

患者：48 歳　男性　A さん

現病歴：生来健康で入院は一度もしたことなく元気だった．運送業の仕事に従事し，専務の重役を担っている．体重減少，腰痛を主訴に紹介受診．胸部 CT にて肺に巨大な腫瘍が見つかり，組織生検の結果は小細胞肺癌であった．全身検索を行い，肝臓，骨にも無数の転移がみられた．本人，同居中の婚約者に病名を告知した．本人は「私は今の仕事で大きな責任があります．病気を治して元気になりたい．治療を全力で頑張りたい．悪い話は聞きたくないです．」と述べられた．治療開始から 4 カ月，腫瘍は猛烈な勢いで増大した．薬剤を変更し治療を継続したが，化学療法の副作用により体力は衰え，治療継続が困難となった．また，腫瘍の進展に伴い，食欲不振，倦怠感が強くなり体重が 10kg 近く減少した．それでも何とか仕事を続けていたが，ついに椅子に座ることもできなくなり自宅で転倒．パートナーに連れられて予約外で総合内科外来を受診．外来主治医の N 医師は急患対応中で診察できず，総合内科 G 医師が診察した．

既往歴：特になし

社会歴：喫煙歴：1 日 20 本 × 28 年，機会飲酒，運送業の仕事，取締役専務

前妻とは 15 年前に離婚，現在，パートナー (女性) と同居中

前妻との 2 人の娘とは疎遠だったが，病気を契機に交流が再開している．

身体所見：るいそう著明，傾眠傾向

身長 170cm，体重 39kg，血圧 98/60mmHg，脈拍 112 回 / 分，呼吸数 22 回，体温 37.1 度

SpO_2 88%(室内気)

側頭筋の萎縮が著明，眼瞼結膜は蒼白，口腔内は乾燥し，白苔が付着している．

下肢足背に圧痕浮腫を認める．

G 医師は N 医師のカルテを元に現在の厳しい状況を説明しようとした．患者は「私は悪い話は聞きたくない．とにかく病気を治して元気になりたいのです．元気になって仕事を続けて，お金を貯めて新しい妻と新婚旅行へ行きたいのです．だから先生，私に怖い話はしないでください．次の治療予定を教えてください」と仰った．

G 医師は病歴聴取，身体所見を取り終え，処置を終えた N 医師に相談した．

Tutorial

M：私が肺癌で治療を行っているAさんを診察していただき大変感謝いたします．癌患者の診療を経験することは，人間としても医師としても成長できる良い機会だと思います．先生が主治医の立場なら，この先，どのような診療を進めてゆきますか？

G：日本人の2人に1人が癌になる時代ですから，総合内科医も癌患者のケアができなければならないと感じています．

Aさんの予後はPaPスコア(Palliative Prognosis Score)は合計11点となり，予測される予後としては21日以下(週単位)の可能性が高いです．患者さんには死期が迫っていると考えられます．しかし，自らの死に向き合うことを拒まれ，あくまで元気になって仕事を続けることを望まれています．<u>患者さんに現実を見てもらうためにも，ある程度自らの余命について知っておかれたほうが良いのではないでしょうか？</u>

M：そうですね．最近は娘さんとの仲も復縁されたみたいですし，お孫さんともお話されたいことがあるかもしれませんしね．G先生は余命をお知らせした方が良いとお考えのですね．

G：はい．実際に残された時間をお話することで，ご家族や会社の同僚，後輩に伝えたいことをお話ができたり，会いたいと思っている人に会えるかもしれません．新しい奥様と話しておきたいこともあるはずだと思います．

M：そうですね，患者さんの希望や夢があればそれを叶えて差し上げたいと思う．G先生の熱意は素晴らしいと思います．ただ，患者さんは自らの余命も含め，良くない知らせについて聞きたくないとおっしゃっています．これについてはどう思われていますか？

G：非常に難しい問題であると感じました．死の受容（**Glossary 2**）モデルに照らし合わせてみると，第1段階（否認と孤立）の段階で止まっているか，治療をすることで死という現実が避けられないか「取引」を行っている第3段階と考えられます．予後をお知らせすることで，「死の受容」が進むのではないかと考えています．

M：多くの方が，告知を受けた直後の大混乱を経て，次第に現実を見つめ，やがてなんとか受け入れることができるようになります．ここに至るまでにかかる期間は，一般的に約２週間程度と言われています．しかし，この患者さんのように受け入れの段階が途中で止まってしまうような方もいらっしゃいます．

癌は今まで元気だった人にも突然襲いかかる病気です．癌になった患者さんは痛みなどの身体的苦痛に加えて，「どうして私がこんな病気になったのか？」「仕事ができず家族の迷惑になるくらいなら，いっそのこと消えてしまいたい」という答えのない，解決困難な苦しみを抱えています．苦しみとは「希望と現実の開き」と説明することができます．死を前にした解決困難な苦しみに対して，安易な励ましや説明は通用しません．私たちは患者さんが想像を超えた苦しみを背負いながらも，心穏やかになれる方法はないか？多職種で考えてゆかなければなりません．残された時間を伝えることで，全て人が「穏やか」になれるのであればいいのですが，受け取り方は一人一人異なるものであり，必ずしも同じ道を通るとは限らないことを認識しておきましょう．

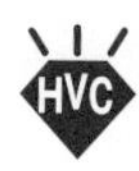

経過

主治医のＮ医師はまず，Ａさんのお話をじっくり聴き，「反復」というスキルを用いてＡさんの苦しみをじっくり味わった．Ａさんは今まで仕事に人生を捧げてきたこと，その命をかけて頑張ってきた仕事ができない辛さに苦悩し，苦しんでおられることが分かった．そして，Ａさんは苦しい闘病生活の中で，新しい妻と結婚し，ずっと一緒に過ごしていきたいという希望が心の支えになっていることを語られた．Ｎ医師は患者の意向を尊重し，残された余命に関しては明確には伝えず，

「Ａさんは今までお仕事を誰よりも熱心に，誇りを持って続けてこられたのですね．病気を克服してお仕事を続けてゆきたい，そう思われるのですね．病気の完治は難しいかもしれませんが，あなたの人生を支えてゆきたいと思います．できるところまで一緒に治療を頑張りましょう．でも体がしんどい時には治療を焦らず，ゆっくりお休みしましょう．奥様と新婚旅行に行きたいという希望が叶えられたらいいですね」とお話しした．

新妻や両親，娘に対しては，急変時の動揺を避ける目的で，余命は週単位であることを告げた．Ａさんは入院中も仕事の書類を持ち込み，自ら業務をこなし，会社の同僚が見舞いに来たときには，仕事について細かく指示していた．

ドライブが好きなＡさんは，病院の外の空気が吸いたいと仰り，毎日，数時間は外出を希望され，ドライブへ出かけた．外出には酸素ボンベと症状悪化時に備えてレスキューのオピオイド剤を携帯させた．５回目の外出中に容態が急変し，病院に帰院したときは下顎呼吸であった．そのまま意識が戻らず，数時間後，妻，娘，両親に見守られながら静かに旅立たれた．Ａさんの劇的な終焉に医療スタッフは衝撃を受けたが，本人の顔はとても安らかに見えた．彼は，妻や娘，仕事仲間の前では最後まで弱音を吐くことはなかった．

入籍したばかりの新妻は「最期まで仕事一筋，ドライブが好きな彼らしい人生でした．ご覧になってください．おれはやりきったぞと言わんばかりの顔をしていますよ」と患者の頬を撫でておられた．

高価値な医療と低価値な医療　High-value Care &Low-value Care

高価値な医療

- □ 患者の人生，生き方にフォーカスした医療．
- □ 患者が苦しみを抱えながらも穏やかでいられる環境を目指す医療．

低価値な医療

- □ 合意形成に関して十分な配慮がなされていない医療．
- □ 自分の価値観，エビデンスを押し付ける医療．

Glossary

１終末期患者の予後予測について

生命予後の予測は，患者の意向を反映した治療を選択するうえで重要だが，医師は患者の生命予後を実際より長く予測する傾向があることが知られている[1]．

Palliative Prognosis (PaP) スコアは中期的な予後(月単位)を予測する代表的な指標である[2]（**Box 1**）．食欲不振などの臨床症状に加えて白血球数などの検査所見を加えて総合的に判断する．欠点としては，Karnofsky Performance Scale(KPS) を評価しなければならないことや，「臨床的な予後予測」という項目が医師の主観になってしまう可能性があるところである．Palliative Prognostic Index(PPI) は短期的な予後（週単位）を予測する指標として用いる[3]．

近年，イギリスで開発された Prognosis in Palliative care Study predictor models(PiPS) モデルという新しい予後予測の指標があり，データを web サイ

Box 1　Palliative Prognosis (PaP)		
臨床的な予後の予測	1～2週 3～4週 5～6週 7～10週 11～12週 13週以上	8.5 6.0 4.5 2.5 2.5 0
Karnofsky performance Scale	10～20 30以上	2.5 0
食欲不振	あり なし	1.5 0
食欲不振	あり なし	1.5 0
呼吸困難	あり なし	1.0 0
白血球数 (/mm)	>11000 8501～11000 =<8500	1.5 0.5 0
リンパ球 (%)	0～11.9 12～19.9 >=20	2.5 1.0 0

Box 2　Karnofsky Performance Scale		
正常な活動が可能 特別な看護が必要ない	正常，臨床症状なし．	100
	軽い臨床症状はあるが，正常活動が可能．	90
	かなり自覚症状があるが，努力して正常の活動が可能．	80
労働は不可能．自宅で生活できる． 様々な程度の介助を必要．	自分自身の世話はできるが，正常の活動・労働は不可能．	70
	自分に必要なことはできるが，時々介助が必要．	60
	病状を考慮した看護および定期的な医療行為が必要．	50
身の回りのことが自分でできない．施設・病院の看護と同様の看護を必要とする．疾患が急速に進行している．	動けず，適切な医療および看護が必要．	40
	全く動けず，入院が必要だが死は差し迫っていない．	30
	非常に重症，入院が必要で精力的な治療が必要．	20
	死期が切迫している．	10

トに入力し結果として予測される予後が表示される．PiPS モデルのサイトを紹介する[4]．

http://www.pips.sgul.ac.uk/index.htm

上記のようなツールを用いても，年齢，合併症などの交絡因子があり正確な予後予測は困難な場合がある．また，悪性腫瘍，心疾患，神経疾患など，疾患によって異なる経過とたどることにも注意が必要である．

2 死の受容モデル，予後告知について

アメリカの精神科医，キューブラー＝ロスは著書「死ぬ瞬間」にて，5 つの死の受容のプロセス，すなわち，「否認」「怒り」「取引」「抑うつ」「受容」があることを記している[5]．ただし，すべての患者が同様の経過をたどるわけではないとしている．

余命告知と死の受容については，オランダの Martine らは，自らの死が差し迫っていることを自覚することは，患者が死を受容し，平穏な死を迎えることと関連があると報告している[6]．

日本においては，多くの場合，患者よりも先に家族に対して余命が伝えられ[7]，患者にどのように告知するか，ということについて家族が判断することが多い[8]．

吉田らの報告によると，対象者（患者の遺族）の 86.3% が患者の余命について告知を受けていたのに対し，半数近くの遺族が「患者には告知しなかった」と回答している．さらに，約 6 割の対象者が，自身の受けた余命告知について何らかの改善が必要であると回答しており，その内容としては，1，情報量が不十分である，2，希望を失った，3，家族の準備や意向が十分に考慮されない，などであった[9]．

Short Lecture

1 余命告知について

患者から具体的に予後を知りたいという申し出があった場合，本当にお伝えして良いか，予後はあくまで推測でしかないことを本人，家族によく確認した上でお話しているケースがある．説明を行う際には，プライバシーには十分配慮し，患者がなるべく安らげるような環境を作る．また，緩和ケア認定看護師に同席してもらい，告知の後も継続して患者の苦しみに寄り添い，関わり続けることを確認する．

余命を知りたくないと思う患者の多くは「どうして私がこんな病気になってしまったのか」という解決することが困難な苦しみの中にあることが多い[10]．私たちは苦しむ患者から逃げることなく，今気になることは何か？これからの時間をどのように過ごしたいのか？あなたの人生にとって大切なことは何か？について誠実に患者と対話し続ける必要がある．熟練した看護師やコメディカルは，医師が気づかない患者の本音，感情を引き出すことができるため，多職種での話し合いで方針を決定することが重要である．

2 余命を知らずに死を迎えるということ

患者が自らの死を受け入れず，懸命に生きたいと願うことはある意味自然な反応ともいえる．今回のケースでは，患者は一貫して死について否認し続け，がむしゃらに仕事に励み，力尽きるように倒れ，そのまま亡くなった．急な死の訪れではあったが，患者は自らの生を全うしたと感じた．人には様々な「生き方」があるように，「死に方」もまた人それぞれなのかもしれない．

3 苦しんでいる人は自分の苦しみをわかってくれる人がいると嬉しい ～「聴くこと」の重要性～

人生の終末期を迎えた人の苦しみは悲痛で壮絶なものがある．「なぜ私だけがこんな病気になったのか」「人に迷惑をかけるくらいなら，いっそのこと消えてしまいたい」という強い苦しみの前に，我々は言葉を失うことがある．解決困難な苦しみを抱えた人に対して，安易な励ましは患者の助けにならない．[11] しかし，私たちは相手の苦しみを100%理解することも困難である．ではどうすれば良いのだろうか？

ここで重要なのは，相手(苦しんでいる人)は自分の苦しみを分かってくれる人がいると嬉しい[11]ということである．どのような私たちであれば，相手から見て「分かってくれる人」になれるのか？それは，「聴いてくれる人」に他ならない[10][11]．「聴く」ことは医師が病気を発見するために行う問診とは異なるもので，相手の苦しみ，心の声に耳を傾け，苦しみを共有する作業である．援助者は黙って患者の言葉に耳を傾け，味わいながら，患者の言葉をそのままの形で相手に返す「反復」という技法を用いながら徐々に信頼関係を構築してゆく[11]．その過程において，患者が苦しみの中で気づいた「支え」が見つかれば，それについて問いかけ，支えを強めてゆく．

Recommendations

□ 人生の終末期において，予後を知らされていない患者は解決困難な苦しみを抱え，心を閉ざしていることが多い．医療者は患者の多様な価値観を認識し，死を目の前にした苦しみを抱えながらも「穏やか」でいられる条件を患者，家族との対話を通して粘り強く模索してゆく必要がある．その条件の中に「余命告知」があるならば，医師は十分な準備のもとで客観的に予後を知らせる必要がある．

死を否認し「生きていたい」と強く願う患者には，死を無理に受け入れさせるのではなく，彼らの望む生き方を全うさせることが重要である．

苦しみとは「希望と現実の開き」である．我々援助者は，解決困難な苦しみを抱えた患者に対して，まず彼らの話を聴き，苦しみを味わうことで徐々に信頼関係を築いてゆく．告知の是非にこだわらず，その人が「穏やか」であるかどうかに重点をおいた援助を心がけてほしい．

References

1) Glare P, Virik K, Jones M, et al. A systematic review of physicians' survival predictions in terminally ill cancer patients. BMJ. 2013; 323:195-198.
2) Pirovano M, Maltoni M, Nanni O, et al. A new palliative prognostic score: a first step for the staging of terminally ill cancer patients. Journal of Pain and Symptom Management. 1999; 17(4):231-238.
3) Morita T, Tsunoda J. Inoue S et al. The Palliative Prognostic Index: a scoring system for survival prediction of terminally ill cancer patients. Support Care Cancer. 1999;7(3):128-133.
4) The PiPs Prognosticator
http://www.pips.sgul.ac.uk/pipsforma.php
5) E・キューブラー・ロス著 / 鈴木晶　訳.「死ぬ瞬間」‐死とその過程について. 中公文庫 , 2001.
6) Martine E Lokker , Lia van Zuylen, Laetitia Veerbeek et al. Awareness of dying: it needs words. Support Care Cancer. 2012; 20:1227-1233.

7) Ngo-Metzger Q, August KJ, Srinivasan M, et al. End-of-life care: guidelines for patient-centeredcommunication. Am Fam Physician. 2008；77：167–174.

8) Gabbay BB, Matsumura S, Etzioni S, et al. Negotiating end-of-life decision making: a comparison of Japanese and U.S. residents'approaches. Acad Med. 2005；80：617–621.

9) Saran Yoshida, Chitose Ogawa, Ken Shimizu, et al. Japanese physicians' attitudes toward end-of-life discussion with pediatric patients with cancer. Supportive Care in Cancer. 2018; 26(11): 3861-3871.

10) 一般社団法人　エンドオブライフケア・協会「人生の最終段階とそのケアについて」
https://endoflifecare.or.jp/stories/

11) 小澤竹俊 . 死を前にした人にあなたは何ができますか？医学書院 , 2017

（長野 宏昭）

11　診断エラーがあったときの対応

学習目標

- □ プライマリ・ケアで診断エラーが起こりやすい疾患を知る．
- □ 診断エラーを減らすための方略を知る．
- □ 適切な謝罪の仕方，訴訟を避ける方略を知る．

要旨

プライマリ・ケアで起こりやすい診断エラーを知ったうえで適切にセーフティーネットを用いることは外来診療に不可欠な技術である．また，診断エラーが起こった際の対応を理解しておくことも，訴訟回避に有用である．

Highlight

How to take care of diagnostic error

Knowing what the most frequent diagnostic errors are and the appropriate use of safety-netting are indispensable skill sets in outpatient consultation. Also, understanding the most pertinent actions for diagnostic error is vital in avoiding lawsuits.

Challenge Case

患者：78 歳男性，農業

現病歴：普段は特に定期通院が無く，年 1 回特定健診を受けている．妻と 2 人暮らしで，妻が G の外来に高血圧，変形性膝関節症で定期通院している．2 週間前からの咳，痰を主訴に受診．発熱，体重減少，血痰は認めない．

既往歴：特記すべき異常なし．50 代まで喫煙していたが 25 年前に禁煙．

身体所見：身長 165cm，体重 65kg，血圧 136/84mmHg，脈拍 75 回 / 分，呼吸数 16 回 / 分，体温 36.5℃，頭頸部：リンパ節腫脹なし，呼吸音異常なし．

経過 1: 初療は総合診療医 G が担当することとなった．病歴では red flag を認めず，身体所見でも異常を認めなかった．「念のため」と思い胸部 X 線を撮影したが，そこでも異常は同定できず「感冒後咳嗽」と診断し，鎮咳薬を処方し帰宅とした．

3 か月後に妻が G の外来に妻が受診した際，

「主人の咳が続くので，大きい病院に行ったところ肺癌と言われました．かなり進んでいるみたいです．先日，先生に診て頂いて『大丈夫と言われた』と言っていたんですが．」

「病院の担当の先生からは『もっと前にどこかでレントゲンを撮らなかったんですか？』と言われのですがこちらに来たときには分からなかったのでしょうか？」

話を傾聴し，妻の悲しみを受け止めたうえで，待合室で待ってもらい指導医 M と相談することとした．

Tutorial

G：最初の胸部 X 線を改めて見返しても自分ではよくわかりません．医療ミスということになるのでしょうか？訴訟とかにもなりますかね．心配です．

M：最初の胸部 X 線を見ましたが，私も気づかないと思います．医療ミスかどうか，訴訟になるかどうかというのは確かにとても心配になりますよね．その場合にも先生だけが対応することはなく，病院全体で対応しますから落ち着いてください．まずはこの患者さんにどうお答えしたらいいかを，一緒に考えていきましょう．

G：ありがとうございます．確かにそうですね．まずは事実に基づいて今回の経緯を説明しようと思います．

M：それが第一ですね．私も一緒に行きます．ところで，最初の受診のときに再診のタイミングなどセーフティーネット[1]（Glossary1）の話はしましたか？

G：自分ではよく覚えておらず，カルテにも書いていないのです．いつもは再診してもらいたいような症状やタイミングについてお伝えするのですが，この時は外来が混んでいて余裕がなかったのかも知れません．

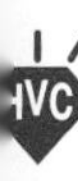

M：セーフティーネットは重要です．私自身も混んでいるときや診断に自信がないときほど意識して行うようにしています．プライマリ・ケアでの医療訴訟を避ける方法について書かれた米国の文献でも，診断がはっきりしない場合は1～2週間以内の再診を提案する，再診時に自分が不在の場合は同僚と一緒に所見を見て貰い再診時の診察を依頼する，3回再診して貰っても診断がわからない場合は他の医師に相談する[2]ことが推奨されています．

G：なるほど．今回のことがあってより重要性がわかりました．

経過2

医師2人および看護師で，改めて患者の妻を外来ブースの中で一番静かな部屋に呼び入れ面談を行った

医師：ご主人のご容態について大変心配されていることと思います．私たちも非常に心配しています．

患者：さっきも言ったのですが，最初にこちらに受診した際には見つけられなかったのでしょうか？もっと早く見つかればもっといい治療ができたのではないかと思うと悲しくて．（泣き崩れる）

医師：もっと早く病気を見つけて治療ができていればということですよね．そうお考えになる気持ちはよくわかります．一般に，胸部X線だけでは早期の肺癌を発見することは難しい場合もあります．改めてご主人の受診時の診療録やX線写真を複数の医師で見返してみましたが，受診された段階で肺癌を指

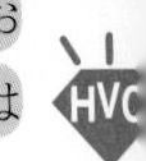

摘することは難しかったと思います．ただ，症状が改善しなかったときに再度受診していただくタイミングや，再度胸部X線を行うタイミングを明確にお伝えしていなかったことは，発見の遅れに繋がったかも知れません．その点は非常に申し訳ありませんでした．

患者：（泣きながら）そうなんですね．わかりました．丁寧に説明していただきありがとうございます．あの人は病院に行き慣れていないので，あまり質問したり説明を理解したりできないところがあるんです．私がついていって一緒に聞いていればと思うと後悔がどんどんあふれてきてしまって．

医師：ご自身が一緒についていっていればというお気持ちがあったのですね．（その後も看護師を交えて妻の話を傾聴）

患者：ありがとうございました．主人の付き添いなどがあり忙しくなりますが，また先生の外来に来ますのでよろしくお願いします．

G：先生，ありがとうございました．緊張しました．

M：咳はプライマリ・ケアで頻度が高い愁訴であると同時に，肺癌は診断エラー**（Glossary 2）**が生じやすい疾患なので常に気をつけないといけないですね．

Box 1 プライマリ・ケアでの主な診断エラーの原因（文献[3]から作成）

米国での診断エラーの77%が下記の5つに起因していたとされる．

プライマリ・ケアでの診断エラーの原因 “Listen to BACH”	
Lung cancer (肺癌)	診断の遅れが多い 胸部X線だけでは早期の肺癌を同定することは困難
Breast cancer（乳癌）	スクリーニングのマンモグラフィーでの偽陰性などが原因で診断の遅れに繋がることあり
Appendicitis（虫垂炎）	腸炎との誤診が多い 医師が虫垂炎の可能性を説明していない，再診について指示していないなどが訴訟の原因となる
Colon cancer（大腸癌）	血便や便潜血陽性を痔からの出血と考え内視鏡を行わなかったが，痔と大腸癌が併発している場合に診断の遅れに繋がる

（※上記に加え，肺動脈塞栓症などもプライマリ・ケアでの診断エラーが多い疾患とされている．[4]
藤沼は肺動脈塞栓症，癌，大動脈解離など診断エラーが起きやすい疾患をリストアップしておき意識する，診療するセッティング毎の事前確率に合わせて鑑別診断を入れ替えるなどを提唱している[4]）

G：どこでどうお話しするかも大事なんですね.

M：それを感じとってくれて嬉しいです．落ち着いた環境で患者さんの気持ちを傾聴し，どのような思いがあるかを把握することが重要と思っています．肺癌を診断した医師が実際にどのような伝え方をしたのかは分かりませんが，他の医師の診断や治療を批判することも一般的には推奨されません.

Box 2　訴訟を避けるために普段の患者との関係で注意すること（文献[2]より作成）
待ち時間が長くなりそうな場合はそのことを前もって患者に伝える
目の前の患者に集中する（電話などに極力出ない）
患者を人として扱う（疾患として扱わない）
患者と共に意思決定を行う
他の医師の診断や治療を批判しない
患者が自分の診療についてどう感じているかを聞く
怒って帰った患者は電話などで後から連絡しフォローする
自分以外のスタッフも自分と同様のことに注意して患者に接するように統一する
あまりにトラブルが多い患者で，患者側に問題がある場合は自分の施設では継続して診療できないことを通達することも考慮する

高価値な医療と低価値な医療　High-value Care & Low-value Care

高価値な医療

- □ 診断エラーが起こりやすい状況を認識した上で診療を行う医療.
- □ 訴訟が起きにくい患者医師関係の構築やスタッフ教育を行う医療.

低価値な医療

- □ 十分なセーフティーネットが提示されない医療.
- □ 診断エラーの被害を受けた患者の心証を考慮せず，医療者側の責任回避を押し付ける医療.

Glossary

1）セーフティーネット

診断が不確かなとき，重症化する恐れがある病態が否定できないときなどに，患者に予想される経過，再診のタイミング，受診すべき医療機関などを伝えておくこと．[1)]

2）malpractice

医療過誤，医療ミスを指す英語表現．診断エラー以外にも患者取り違えや薬剤の取り違えなども含むより広い概念．本稿では診断エラーに絞ったためわかりやすく「診断エラー」に統一したが，参照した文献では malpractice という表記がされている部分もある．実際には malpractice は診断エラーを包含したより大きい概念である．[3)]

Short Lecture

1. Ethics and high value care

「高価値な医療」とされているものを押し付けることが必ずしも倫理的でない場合もある．例えば，延命の効果が不明瞭な化学療法を中止することは「高価値な医療」かも知れないが，倫理的にそれが許容されるかは議論が必要な場合もある．[5)] また，「高価値な医療」を考えるときに患者の視点が入っていないことも問題とされることがある．[5)]「高価値な医療」を提供するときに，それが倫理的に許容されうるかも考慮する必要がある．[5)]

2. 謝罪　いつどうやって謝るべきか？

Malpractice に関して謝罪すべき時は状況や文脈によって異なるが

- 「malpractice が起きて，それにより患者に害があったとき，あるいは潜在的に害があると考えられるとき」は謝罪を行うべきである
- 「予期しない結果が起き，それによって患者に不利益があったとき，あるいは malpractice が疑われたとき」は謝罪を考慮する．

謝罪するときは下記を意識する[6)]

1. 事実を確認する
2. 謝罪の場にいるべき人を確認する
3. 謝罪に適した時間と場所を選ぶ
4. 相手方の認識を確認する
5. 何が起きたかを説明する
6. 共感を示す (show empathy)
7. 謝罪する
8. 和解する

Recommendations

☐ malpracticeが常に起こりうることを意識したうえで診療する.

☐ チームとしてmalpracticeが起きにくい環境づくり，起きたときの適切な対応ができる準備を日頃から行う.

References

1）Almond S, Mant D, Thompson M. Diagnostic safety-netting. Br J Gen Pract. 2009;59(568):874-874. doi:10.3399/bjgp09x472980.

2）Zurad EG. Don't be a target for a malpractice suit. Fam Pract Manag. 2006;13(6):57-64.

3）Achar, Suraj, and Wiggin Wu. How to reduce your malpractice risk. Family Pract Manag. 2012; 19(4): 21-26.

4) 藤沼康樹 . 55 歳からの家庭医療―明日から地域で働く技術とエビデンス・8
―家庭医の臨床診断の技芸 2. 総合診療 . 2017；27(8):1129-1133.

5) DeCamp M, Tilburt JC. Ethics and high-value care. J Med Ethics. 2017;43(5):307-309. doi:10.1136/medethics-2016-103880.

6) Roberts RG. The art of apology: When and how to seek forgiveness. Family Pract Manag. 2007 Jul-Aug;14(7):44-49.

（金子 惇）

第 Ⅲ 章

倫理ジレンマケース：高齢者医療，終末期ケア

1 気管挿管すべきか

2 心肺蘇生を行うか否か？

3 透析すべきか否か？

4 昇圧薬を使うか否か？

5 胃ろうを作るべきか

6 本人への予後告知を行うか否か？

7 終末期の貧血

1 気管挿管すべきか

学習目標

- □ 呼吸不全と酸素療法について知る．
- □ 患者の意思決定や，代理意思決定を理解する．
- □ 呼吸不全の最終末期と緩和医療について知る．

要旨

脳梗塞による片麻痺がありベッド上で過ごすことが多い85歳女性．既往に高血圧や糖尿病，心房細動，気管支喘息があり，夫は肺癌で亡くしている．施設入所中に喘鳴や発熱が出現し肺炎を発症し入院したが，入院後に呼吸状態が悪化し，本人や家族の不安が増加した．

急な状態悪化でも，本人の呼吸困難感などの苦痛，本人や家族の精神的苦痛にも配慮した同意を目指す．

Highlight

To cope with ethical dilemma whether or not to carry out tracheal intubation

A 85 year-old female patient often stayed in bed because of hemiplegia caused by a stroke. There was hypertension, diabetes, atrial fibrillation, and bronchial asthma in her medical history. She had lost her husband due to lung cancer. She presented with stridor and fever during her stay in a nursing home. Although she was admitted to hospital because of the onset of pneumonia, her respiratory condition worsened so much after admission that anxiety of herself and her family increased. The author described in this article that generalists should try to arrive at informed consent considering the patient's pain such as respiratory distress or the mental pain of the patients and their families.

Challenge Case

現病歴：脳梗塞による右片麻痺があり介護老人保健施設入所中の85歳女性．喘鳴が出現し気管支喘息増悪疑いで治療開始し，翌日には発熱が出現し胸部単純X線検査し肺炎の診断で抗菌薬点滴静注を開始，数日同様に治療を行うが発熱が続き，呼吸状態悪化を認めたため紹介となった．

既往歴：高血圧，糖尿病，心房細動，気管支喘息，心原生脳梗塞（片麻痺，要介護4）

社会歴：喫煙歴なし 飲酒歴なし 職業 農家

子供は長男，長女 長女がキーパーソン，夫は2年前に肺癌で死去

身体所見：意識JCS 1，血圧128/88mmHg，脈90回/分，不整，SpO_2 94%（酸素 経鼻3L），聴診では右全肺野にcoarse crackles，両下腿に浮腫なし，胸部単純X線検査で右肺野にびまん性透過性低下，CT検査で右肺野にびまん性透過性低下と軽度右胸水，超音波検査で下大静脈（inferior vena cava；IVC) 15mm.

経過1：入院を総合診療医Gが担当し，肺炎に抗菌薬点滴静注を行い，食事摂取低下へ補液を行い，喘鳴や既往疾患への薬剤内服を調整した．入院時に，総合診療医Gと指導医M，外来看護師で患者と家族へ入院の説明を行った．外来には長女が同席し，長女からは，以前当院で脳梗塞を治療したときに，急変時に蘇生処置は希望しないと本人と話し合って決めた．今回も急変時に蘇生処置は希望しなく，呼吸状態悪化時に挿管や人工呼吸器管理は希望しないと，本人と家族の意思を聞いた．

入院翌日の早朝に呼吸状態が悪化し，喘鳴が強く呼吸促拍で会話は困難，脈は130から140と頻脈になり，酸素投与量が増加し，マスク酸素10L投与でようやくSpO_2が88%とれる状態になった．長女が来院し，長女と一緒に入院時に説明していなかった長男が来院した．指導医Mは，本人の呼吸状態が悪化したこと，長女が状態悪化に混乱していること，入院時に説明していない家族が来院したことがあり，看護師同席し家族へ説明することとした．

Tutorial

総合診療医（Generalist; G）
指導医（Mentor；M）

M：肺炎で呼吸状態悪化があり転院となり，本日さらに呼吸不全悪化がありマスクでの酸素投与では呼吸管理が難しい状態にあります．入院時の本人とキーパーソンの意思を確認していますが，キーパーソンの長女が動揺し，入院時に説明していない長男の来院もありカンファレンスをしたいと思います．

G：呼吸苦が急に強くなり，SpO2 も上がらなく，担当看護師も動揺しこのままマスクでの酸素投与のみでいいか，指示を求められています．気管支喘息の既往があり吸入は継続していますが，その他呼吸苦を減らす処置や NPPV（非侵襲的陽圧換気（noninvasive positive pressure ventilation, **Glossary 2**）も考えられますか．

M：本人の呼吸苦が増していることが本人にとって最もきつい状況で，家族が本人と一緒に選択した方針に悩み，不安に思うところで，呼吸苦を減らすための方法を確認した方がいいですね．

G：本人と家族の関係性がよく，家族の不安にも十分配慮したいと思います．希望があれば呼吸苦緩和のために鎮静も説明しようと思います．

M：落ち着いて話ができる環境や，医療者も不安をあおらない説明が必要と考えます．

経過 1：長女さんと長男さん，病棟看護師長，医師（G と M），相談員でカンファレンスを開いた．担当看護師は本人に寄り添った．

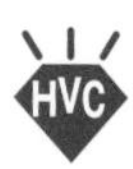

病状を説明し，本人は呼吸苦が増強し自身が判断できない状態と，家族が本人の苦痛についてどのように考えているか傾聴した．高齢者の呼吸不全についてエビデンスは少なく，経過予測も難しいが，酸素療法と，それぞれの酸素療法を選択したときの予測される経過，緩和医療について説明を行った（**Box 1,2 Glossary 1,3**）．

長女さんより：（涙をふき，言葉につまりながら）母の息苦しそうにしている姿は何かしてあげられないかと思いますが，今後心臓が止まる可能性も理解し，母に確認し今のマスクで酸素投与を継続することで，挿管など呼吸管理は希望しません．息苦しさを減らす治療をお願いします．

長男さんより：挿管はしないで下さい，息苦しさを減らしてください．

医師（G と M）より：本人の息苦しさもありますが，今後の経過に不安もあると考えます．本人の傍についていただき鎮静など薬物療法で息苦しさを減らすようにしたいと考えます．

急性期呼吸器管理に挿管人工換気を経て気管切開になることもありますが，呼吸苦への対処として非侵襲的換気による呼吸管理や，鎮静鎮痛など薬物療法もあるかと考えます．海外の調査では，高齢者へ非侵襲的換気を行い 80 歳未満のときと比べ治療の結果が悪いことはないという結果もあります[2)]が，薬物療法も行い症状緩和をしたいと考えます．

経過 2：マスクで酸素投与を行い，ベンゾジアゼピン持続静注，胸水貯留に利尿剤を静注し，発熱にアセトアミノフェン点滴静注，細めに痰吸引を行った．呼吸苦が減少し，本人と家族の不安は減少し，このままマスクで酸素投与を継続希望された．翌日は，喘鳴はあり体位により SpO_2 が 90% 以下になることもあるが，呼吸苦は減少傾向で，家族の付き添いもあり本人の不安は少なく，鎮静は減量中止し，嚥下評価し経口補助食品を少量摂取した．その後徐々に喘鳴

Box 1　急性呼吸不全における NPPV の導入

- **気管挿管と比較し早期から用いることができる．**
  （気管挿管を回避し，それに伴う死亡や肺炎といった疾病を防ぐ可能性がある）
- **間欠的な換気補助が可能**
  （段階的なウィーニング，通常の食事・飲水・会話，ネブライザー投薬，理学療法，排痰，喀痰吸引，口腔ケアなども可能）

Box 2　緩和医療

呼吸管理：ネーザルハイフローや NPPV
薬物療法：抗不安，鎮静，鎮痛
（呼吸困難感：オピオイド，鎮静：ベンゾジアゼピン持続静注）

減少，消失し，酸素投与量も低下し，食事摂取量は増加した．家族も安心し1日2回の面会になった．2週間抗菌薬点滴静注を継続し，その他の薬も内服薬や吸入薬で安定し，施設へ退院した．退院時に本人と家族より，丁寧な説明や診療，迅速で希望に沿った対応に感謝され，今後も急に状態悪化したときは担当医として対応を希望し，施設へ移動された．

高価値な医療と低価値な医療　High-value Care &Low-value Care

高価値な医療

☐ 患者と家族，医療者をコミュニケーションで繋ぎ，急な状態変化でも患者の孤立を防ぎ，不安や苦痛を減らす医療．

低価値な医療

☐ 医療者の独り善がりで，少ないエビデンスに偏り，患者家族を全人的に診られない医療．
☐ disease trajectory（予後予測）に配慮できない医療．

Glossary

1 挿管人工呼吸管理

適応：①低酸素血症および高二酸化炭素血症による呼吸不全，②気道防御機能の破綻（咳嗽反射消失，舌根沈下など），③ NPPV が禁忌もしくは NPPV で改善しない呼吸不全

2 非侵襲的陽圧換気（noninvasive positive pressure ventilation：NPPV）

適応：人工呼吸を要する状態

中等度～重度の呼吸困難の増強，頻呼吸，呼吸仕事量の増加（呼吸補助筋の使用と腹部の奇異呼吸），血ガス上の悪化（Ⅱ型呼吸不全：$PaCO_2 \geqq 45$ Torr, pH<7.35，Ⅰ型呼吸不全：$PaO_2/FiO_2<200$）

禁忌：自発呼吸が消失している場合，気道確保ができない場合，心停止，顔面の外傷や火傷，手術や解剖学的異常でマスクがフィットしない場合，上気道の閉塞，繰り返す嘔吐など

強いエビデンス：COPD の急性増悪，拘束性胸郭疾患の増悪，心原生肺水腫，免疫不全に伴う呼吸不全，COPD 患者のウィーニング促進

中等度のエビデンス：術後の呼吸不全，抜管後呼吸不全の回避，気管支喘息発作，DNI（do not intubate：年齢，基礎疾患などで挿管下人工呼吸を行わない意思表明のある場合）

弱いエビデンス：胸郭損傷，ARDS，間質性肺炎，重症肺炎

3 ハイフローセラピー

適応となる疾患：市中肺炎，ウイルス性肺炎（新型インフルエンザ），気管支喘息発作，うっ血性心不全，肺塞栓症，間質性肺炎，一酸化炭素中毒，DNI(Do Not Intubate; 挿管不要)患者の呼吸不全

長所（NPPV と比較）：加湿性に優れている，インターフェース（マスク）の不快感が少ない，排痰が容易にできる，食事や会話が容易にできる，リハビリテーションがしやすい，気道内圧が低いため気胸のリスクが低い

短所（NPPV と比較）：PEEP（呼気終末陽圧型人工呼吸 Positive End-expiratory pressure）効果はあるが弱い，超重症例では対応が困難，口呼吸の場合など外気を吸入することで酸素濃度が低下する，インターフェースが顔の動きにより適切な位置からずれることがある，重症化した際にいつ NPPV に切り替えるのか判断が困難である，換気補助効果が乏しい

Short Lecture

1 予後予測が難しい状況の情報共有

最近では ACP (advance care planning，将来の意思決定能力の低下に備えて患者さんや家族とケア全体の目標や具体的な治療・療養について話し合う過程)が主流になりつつあり，患者の予後予測が不可欠になるが，老化に伴う生理的な呼吸機能低下や複数疾患を有することにより酸素療法の効果が高齢者では異なること，慢性呼吸不全の最終末期での予後予測困難さがある．また，急性増悪や最終末期では希望する呼吸管理方法が変化することがある．個々の症例に応じて患者・家族と十分に話し合いながら予測と判断を行っていく必要があると考える．

COPD の予後不良を予測する因子として，%FEV1 ＜ 30%，LTOT（長期酸素療法）施行中，直近の 1 年間での急性増悪入院が 1 回以上，心不全などの合併，呼吸性悪疫質，活動性の低下，他者への高依存，70 歳以上の高齢者，などがある．

2代理意思決定

意思決定能力が消失した患者に代わって，代理人(多くの場合は家族）が医療に関する意思決定を行うことと定義される．代理意思決定者の役割を知らない，医学的決定をする準備ができていない，意思決定の家庭に心理的負担が大きい，患者の意向とその理由が分からない，代理意思決定者自身の希望・意向と患者の意向を区別することが難しいなどの課題がある．患者が生命の危機状態にあること，突然の発症で事前に家族で話し合っていないことがあり，家族の代理意思決定に対し支援が必要で，患者が何を望むか不明な場合は患者の最善の利益が何であるかを家族と多職種で十分に話し合い合意することが重要とされる．

急性期の情報を提供して意思を決定するときは，情報提供する側と初めて会う場合もあり，本人と家族が情報をすぐに理解できずに希望と異なる方針になることもある．普段からかかりつけ医やケアマネージャー，周辺高齢者施設の担当者と接点を持ち，患者本人と長く関わりのある人と一緒に代理意思決定を支援することも重要と考える．

Recommendations

- □ 高齢者の人工呼吸管理では，背景を考慮し患者・家族と十分に話し合いながら呼吸不全の予後予測を行う．
- □ 代理意思決定には，意思決定者の心理的負担が大きく，患者の最善の利益が何であるかを家族と多職種で十分に話し合い合意する．

References

1) 坪井知正．特集　慢性肺疾患患者の診療における多面的評価　慢性呼吸不全患者の多面的評価．日本胸部臨床．2012；71(6)：556-570.
2) 茂木　孝．特集　超高齢化時代の呼吸器診療．THE LUNG perspectives. 2016；24（3）：46(274)-49(277).
3) 宇都宮　明美．特集　呼吸不全終末期の管理　呼吸不全終末期における倫理的問題　人工呼吸．　Jpn J Respir Care.　2016; 33: 35-39.
4) 坪井　知正．特集　高齢社会での人工呼吸法[第1部]　総論―尊厳あるケア・対話・家族支援のあり方とは？難病と在宅ケア．2017；23（9）：5-8.

5) 永田 一真．トピックス 呼吸管理の選択について（ハイフローセラピー・NPPV・気管挿管）．内科．2019；123(1)：111-114.

6) 倉原 優．特集 呼吸器疾患２ コラム 酸素療法の実際「とりあえず酸素を流せばよい」というわけではない！ Hospitalist. 2017；5 (2)：378-386.

7) 山下 幸一．特集 急性期呼吸器管理の基礎と実践 NPPV（非侵襲的陽圧換気）と HFT（高流量酸素療法）：基礎と実践―適応と限界―．ICU と CCU．41 (1)：3-11.

8) 日本呼吸ケア・リハビリテーション学会，日本呼吸器学会．酸素療法マニュアル，2017.

9) 社団法人 日本老年医学会．高齢者ケアの意思決定プロセスに関するガイドライン
人工的水分・栄養補給の導入を中心として．2012.

10) 日本呼吸器学会 NPPV ガイドライン作成委員会．NPPV（非侵襲的陽圧換気療法）ガイドライン． 改訂第２版，2017.

（田浦 尚宏）

2　心肺蘇生を行うか否か？

学習目標

- □ 心肺蘇生の適否を個別化して考える．
- □ 急性期における患者・家族と心理面を理解する．
- □ 患者·家族，多職種と連携したEnd of life discussionを行うようにする．

要旨

心肺蘇生法は厚生労働省が市民向けに指針を示すように一般化されてきている[1]．一方で，患者・家族，医療者間での心肺停止時に対する共有意思決定は難しく，「望まれない心肺蘇生」，「心肺蘇生以外の医療・ケアの差し控え」が問題となっている．End of life discussionを通して患者·家族，多職種間で連携し，医学的適応，QOLや価値観に配慮し，心肺蘇生について考える必要がある．

Highlight

The dilemma of whether or not to carry out cardiopulmonary resuscitation; CPR

CPR has become popular by the guideline for general public made by the Ministry of Health, Labor and Welfare in Japan. However, it is difficult for patients, their families and medical providers to reach a shared decision making in cases of cardiopulmonary arrest. In fact, "undesirable CPR" or "Do not do too much medical care other than CPR" is becoming a current issue. Therefore, through end of life discussion, it is crucial for patients, their families and medical providers to reflect on CPR so as to coordinate with each other, and to consider medical indications, patients' QOL and their values.

Challenge　Case

患者：95歳女性

現病歴：ADL全介助の方で，特別養護老人ホームに5年前から入所している．6カ月前より食事摂取量が低下してきており，4kgの体重減少がある．今回，急性腎盂腎炎の診断で入院となった．受診時，総合診療医Gは，高齢者であり，心肺停止時の対応について確認した．これまで患者の意志は確認されておらず，家族も話し合ったことはなかった．今後も住み慣れた施設での生活を希望しており，年の祝いとなる誕生日までは長生きして欲しいと考えていた．

既往歴：アルツハイマー型認知症，慢性腎臓病ステージG4

身体所見：身長150cm，体重38kg，血圧90/60mmHg，脈拍90回/分，呼吸数20回/分，体温38℃，意識は呼びかけに開眼する．仙骨部に褥瘡あり．感染徴候なし．

Tutorial

G：6カ月前から食欲不振・体重減少がある高齢の入院患者です．腎盂腎炎の治療，褥瘡のケアを行いながら，患者・家族と今後の生活，急変時につても話し合いができればと思います．

M：褥瘡を忘れずにプロブレムにあげるところは，さすがG先生ですね．ところで，急変時について話し合うと考えているようですが，どのようなことを話し合うのですか．

G：急変時に心肺蘇生を行うかっていうことです…

M：“急変時”とはどういうときでしょうか．急に熱が出たときですか．それとも，心肺停止したときですか．あいまいな表現ではないですか．「DNAR指示」（**Glossary 1**）というのがありますが，それはあくまでも“心肺停止時”に蘇生を試みないということです．

G:そうですね．DNAR指示を誤解して心肺停止時以外にも何もしないという，過小医療につながっているという警鐘もありますしね[2)]．

M：では，心肺蘇生に関しては，どう考えていますか．患者・家族には心肺蘇生ついてどのように話し合えばいいのでしょうか．

G：悩みます．高齢者だし，やはり心肺蘇生の適応はないとは思うのですが…

M：確かに，高齢者の心肺停止は，年齢が上がるとともに院内外関わらず予後は悪くなります[3), 4)]．一方で，高齢だからというだけで心肺蘇生を行わないと決定するのは，年齢による差別につながる危険性があります．

G：併存疾患やフレイルの度合いを含めて考えればいいのでしょうか．

M：そうです．心肺蘇生の適応も個別化して考えるのが大事です．

G：わかりました．患者は，全介助の方で，慢性腎臓病があり，体重減少もある非常に重度なフレイルと考えられます．胸骨圧迫の適応はないと思います．

M：確かにそうですね．慢性腎臓病も心肺蘇生の適否を考える際の指標のひとつとなります．私もフレイルの度合いは，先生の考え方と同じです．心肺蘇生の適応はなさそうですね．では，どのように話しを進めていきますか．

G：うーん．家族の気持ちを考えると，どのように話しを進めればいいか…

M：悩みますよね．生死に関わる話しをするときは，家族も不安やストレスを感じますから．けれど，家族と共に終末期の話し合い，つまりEnd of life discussionを行うかことが，家族の心理的負担も和らげことにつながります[5)]．

また，先生1人で，抱え込まず看護師をはじめ多職種にも協力を仰ぎましょう．家族の理解度や心情を把握するには，いろんな価値観が必要ですし，多職種の連携が大事になってきます[6)]．

G：そうですね．家族も含めて多職種カンファレンスを開きたいと思います．

経過 1：心肺停止時の対応について家族，施設職員，看護師とともに多職種カンファレンスを開催することになった．心肺停止時に心肺蘇生を行ったとしても予後が厳しいことを説明し，家族の意見をきくことになった．

家族より：入院している母を見てきて，熱があったときはきつそうでした．今は，食事は少ないですが，苦しくなさそうで，笑ったり，手を握ったりしてくれます．入院前は，誕生日まで迎え，年の祝いをするまでは，何がなんでも生きていて欲しいと思っていました．けど，今の姿が母らしいなとも思っています．心臓マッサージとかして，心臓が戻ったとしても，今のように笑顔でいることは難しいですか．

施設職員より：家族が話すように，入院前より弱っている感じもありますが，お母様らしい姿だなと思う．施設医師との相談になりますが，看取りについても対応可能だと思います．長く入所されていて，施設の生活に慣れており，楽しんでいたような気がします．

医師（G と M）より：お母様の状態では，心肺蘇生をして救命できたとしても，1カ月後に良好な予後が得られるのは1％未満と言われており[7]，今の姿で過ごすのは難しいと思います．今の姿が，お母様らしいのであれば，心肺蘇生を行わないという選択もよいと考えられます．

経過 2：カンファレンスで心肺蘇生を行わないことが決まった．その後，看護師が確認すると，少し不安あったようだが，病室でも患者・家族も普段通りに過ごしているようだった．施設医師に確認したところ，看取りも対応可能とのことで，DNAR の指示を含むカンファレンスの内容を施設医師に情報提供し，元の施設に退院となった．

高価値な医療と低価値な医療　High-value Care & Low-value Care

高価値な医療

□ 高齢者においても，個人の状態や生活背景を考慮し行う医療.
□ 患者，家族，多職種と連携し，目標を共有しながら進める医療.

低価値な医療

□ 年齢による差別（エイジズム）に基づいた医療.
□ 多様な価値観に配慮できない医療.

Glossary

1 DNAR 指示と終末期医療

DNAR 指示は，あくまでも「**心肺停止時**に心肺蘇生を試みない.」という指示である．終末期医療における治療の不開始・差し控え・中止と同義ではない．DNAR 指示と終末期医療は別個に考える必要がある[8]．また，それぞれの妥当性を繰り返し，患者・家族および多職種間で話し合うことが重要である．

Short Lecture

End of life discussion

心肺停止時の対応や終末期ケアなど終末期医療について話し合うこと（End of life discussion，以下 EOLD）に対して，患者・家族，医療者共に不安や悩みを抱く．しかし，EOLD を行うことによって心理的負担の軽減だけではなく終末期の QOL の向上，また医療費の低下といった様々な効果が期待できる[9]．

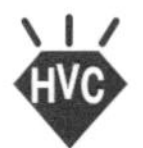

Recommendations

□ 高齢者の心肺蘇生の適応については，患者の状態，患者・家族の価値観に考慮し考えるべきである.
□ よりよい終末期医療を提供するためには，患者・家族，多職種と連携した End of Life discussion を行うことが重要である.

References

1) 日本救急医療財団心肺蘇生法委員会 監修. 救急蘇生法の指針 2015（市民用） https://www.mhlw.go.jp/stf/seisakunitsuite/bunya/0000123022.html（参照 2019-2-15）

2) 日本集中治療医学会. Do Not Attempt Resuscitation(DNAR) 指示のあり方ついての勧告. 日集中医誌 .2017;24:208-209

3) Funada A,Goto Y,et al. Improved survival with favorable neurological outcome in elderly individuals with out-of-hospital cardiac arrest in japan-a nationwide observational cohort study: https://www.jstage.jst.go.jp/article/circj/80/5/80_CJ-15-1285/_html/-char/en(参照 2019-2-18)

4) Chan PS,et al. Long term outcomes in elderly survivors of in-hospital cardiac arrest. N Engl J Med 2013;368:1019-26

5) Wright AA,et al. Association between end-of-life discussion,patient mental health,medical care near death,and caregiver bereavement adjustment. JAMA 2008 Oct 8;300:1665-73

6) 島田千穂, 他. 高齢者終末期における多職種間の連携. 日老医誌. 2011;48:221-26.

7) Funada A,et al.Prehospital predictors outcomes Out-of-Hospital Cardiac Arrest patients aged 95 years and older: A nationwide population-based observational study. J Cadiol 2017 Jan;69:340-44.

8) 門脇 緑. がん患者との End-of-life discussion の概念分析. 日本看護科学誌. 2016;36:263-72.

（永田 恵蔵）

3　透析すべきか否か？

学習目標

- □ 透析の適応を学ぶ.
- □ 日本における透析患者の QOL，生命・機能予後，死因を学ぶ.
- □ 透析導入に際して，共有意思決定の仕方を学ぶ.

要旨

70 歳男性の慢性腎障害患者が，感冒を契機に腎障害の進行を認め，透析適応と考えられた．患者は当初透析導入を拒否されたが，治療目標の設定と透析に関する情報共有を行い最終的には維持透析導入に同意された.

透析導入前に，患者の価値観・治療目標を十分に配慮し，透析開始後の予後を含めた透析医療の情報提供を行い，共有意思決定を行うことが重要である．日本における透析患者の生命予後・QOL は欧米諸国に比較して良好ではあるが，透析導入に際して心理面を含めた QOL は低下するため，それらをサポートする包括的ケアが重要である．透析導入を拒否される患者の診療にあたっては，意思決定に関与する可逆的要因への対応と，予後やその他の治療選択肢を含めた情報共有とそれに基づく共有意思決定が必須である.

Highlight

Shared decision-making in the appropriate initiation of and withdrawal from dialysis

A 70 year-old male patient with chronic kidney disease worsened when he caught a common cold and was judged to require dialysis. The patient didn't agree the initiation of dialysis at first. However, after shared decision-making on the set of the treatment goal and having been given more information about dialysis, he finally agreed to the maintenance dialysis. Before the initiation of the dialysis, it is vital to sufficiently consider the patient's values and treatment goals. It is also important to provide information on dialysis medicine including the prognosis after the initiation of the dialysis, so as to build the shared decision-making. In fact, life prognosis and quality of life of dialysis patients in Japan are better than western countries, still it is important to provide comprehensive care so as to support patient's QOL including psychological aspects which tend to decline at the initiation of dialysis. When a physician sees a patient who doesn't agree to the initiation of dialysis, it is indispensable to take care of reversible factors around the decision making, and to share the information for prognosis and other treatment choices, so as to achieve shared decision-making.

Challenge Case

患者：70歳男性

現病歴：慢性腎障害で透析導入を検討されていたが，最終方針は決まっていなかった70歳男性．5日前より鼻汁，咳嗽があり市販薬を内服．その後も食思不振が持続し，倦怠感の増悪および飲水できないために内科外来を受診された．BUN97mg/dL，Crea8.9 mg/dLと前回外来時に比較し増悪あり，入院および緊急透析の適応と判断された．本人は，農作業の仕事があり毎日畑の様子を見に行かなければならないため，週3回の維持透析を行いたくないと話している．

既往歴：慢性腎障害（腎硬化症），高血圧，脂質異常症，高尿酸血症，前立腺肥大症

身体所見：身長170cm, 体重82kg, 血圧160/72 mmHg, 脈拍80回/分，呼吸数22回/分，体温36.5℃，SpO_2 93%(室内気)

両側下肺野で呼吸音の減弱あり

Tutorial

G：命を救うためには緊急透析が必要だと思います．まずは緊急透析を開始したいと考えています．

M：この方はこの透析導入で一生維持透析が必要になる可能性もありますね．先生は，急性増悪の原因については何を考えていますか？

G：そうですね…，食思不振に伴う脱水・腎前性の要素と，市販薬内服をされていたようなので，抗ヒスタミン薬の副作用で尿閉になっている可能性があるかもしれません．

M：では，まず腎前性として補液，腎後性として尿道カテーテル留置のうえで，透析適応の状態が持続するかどうかみてみましょう．それでも腎障害が不可逆だったときには，どうしますか？

G：透析をするしかないと思います．

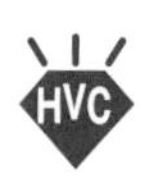

M：透析導入をする前に，なぜ本人が維持透析をしたくないと思っているのか，これまで主治医とどのような話になっていたのかについて詳しく確認する必要がありそうですね．並行して，本人に意向を確認しながら，これまで主治医と本人がどのように話し合いをしてきたのか，主治医 N 医師に連絡し確認しましょう．

経過 1

本人に意向を確認したところ，「仕事が何よりの生きがい．透析をしたら仕事ができなくなる」と思い透析したくないと考えていることがわかった．

主治医 N 医師に確認したところ，ADL は完全自立されており，透析については前向きに導入を検討していたが，本人より「悪くなったときのことは考えられない」とのことで，具体的な話を進められなかったとのことであった．

治療後にも腎障害は改善が得られず，やはり透析の適応と考えられ，本人・医師（G，M，N），看護師と再度病状説明を行うこととした．

本人：仕事が何よりの生きがい．うちの畑の様子は俺以外に見に行く人はいない．仕事ができない人生を送るくらいなら死んでしまっても構わないと思っている．透析で自由を奪われるくらいなら透析はしたくない．

医師：透析をはじめることで畑仕事ができなくなってしまうことが心配なのですね．透析を始めることで，確かに通院していただく時間は必要になりますが，それ以外の時間を仕事に充てることができるようになると思います．透析をする日も短時間であれば仕事に行けると思います．透析を始めない場合は，辛くないように症状をとる治療を行うことはできますが，残された時間は数日かもしれません．(Glossary1)

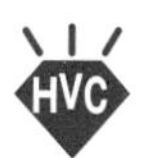

本人：透析を始めることでかえって仕事を続けられる時間が長いかもしれないということですね．

経過

その後本人より透析導入する方針で合意が得られ，透析導入となった．週3回の維持血液透析を要しているが，本人の全身状態は良好で勤務を継続できている．本人からは「透析という言葉だけで命の終わりのように考えていたけど，そんなことはなかった．透析をはじめて，好きな仕事を続けられるようになってよかった．」と発言があった．

高価値な医療と低価値な医療　High-value Care & Low-value Care

高価値な医療

- □ 患者の価値観に基づいた透析導入の検討．
- □ QOL，予後に関する詳細な病状説明．

低価値な医療

- □ 患者の意向を配慮せず，透析を開始する．

Glossary

1 病状説明：本人が生活の中で大切にしたいことを聴取して，透析導入によって起こる困難や予後の中で自律尊重が可能かを検討する．

Short Lecture

1. 透析の適応に関して

近年では透析導入後の生命予後の観点から，腎不全症候がみられても患者の状態が許す場合には透析導入が待たれるべきであるとされ[1)2)]，保存期の十分な腎不全医療が重要視されると共に，透析療法を開始する以前の共有意思決定が重要視されている[3)4)]．すなわち，保存期の腎不全医療に平行して，患者の価値観・治療目標を共有するACPや，生命予後・機能予後・具体的な透析医療に関する情報提供が行われる必要がある．

2. 透析患者のQOLと予後について

一般に，透析導入に際し機能予後は低下を認めるものの，欧米諸国と比較すると日本の慢性維持透析患者では生命予後・機能予後およびQOLはいずれも良好であることが知られている[5)6)]．2017年における導入患者の平均年齢は69.7歳で，粗死亡率は9.8%である[7)]．透析人口における平均余命は，70歳男性で6.24年（一般人口平均余命比43.5%），70歳女性で7.11年（一般人口平均余命比37.9%）と，非透析患者と比較しても数年の差しかないのである[8)]．これを踏まえたうえで，患者背景・価値観と照らし合わせ，透析導入および透析導入後の管理に際しては個別的な配慮が求められる．

日本において，自殺・透析拒否による死亡率は透析患者の死亡原因のうち0.6%を占め，死因の第10位に該当する[7)]．これは透析導入により心理的QOLが低下すること[9)]，一般人口と比較すると透析患者における自殺率は高いことが主な原因である[10)]．これに比較して，欧米では透析導入後の意思決定・実現のあり方が根本的に異なるため，75歳以上の維持透析患者の透析中止は米国で第4位，欧州で第5位と主要死因を占め（**Box 1**）[11)]，透析導入後を含めた慢性腎臓病の患者においては，精神的サポートを含めたフォローと包括的な保存的ケアが重要であるとされている（**Box 2**）[12)]．

Box 1　各国にみる透析患者の年齢別死亡原因[11)]

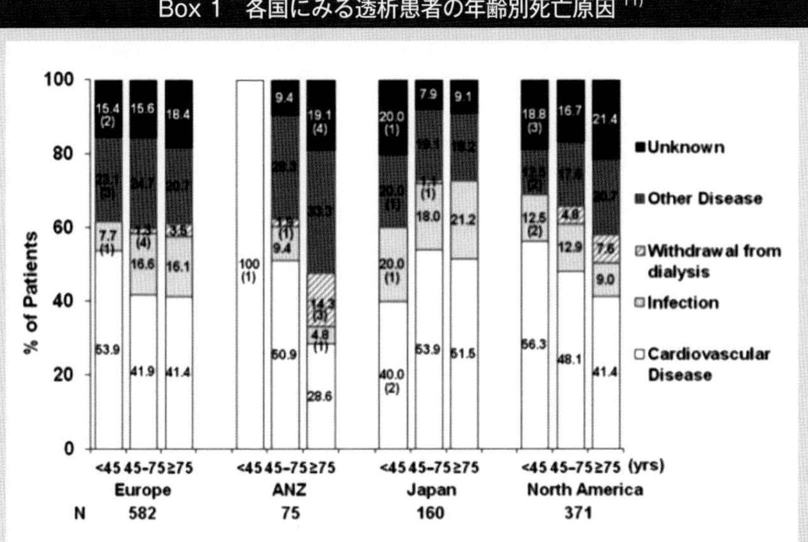

Box 2　包括的な保存的ケアの定義

・腎障害の進行を遅らせ，副作用や合併症を最小限にできるような介入
・共有意思決定
・積極的な症状緩和
・アドバンスケアプランニング（ACP）を含む細かいコミュニケーション
・精神的サポート
・社会的なサポートおよび家族へのサポート
・スピリチュアルケア

3. 透析に際した共有意思決定

「透析導入すべきかどうか決断ができない」という患者・患者家族は比較的多い．視点を変え，どのようなときに透析開始を差し控える・透析中止が検討されるのか考えてみる．

透析開始の差し控えと中止は，

・自己決定権を基盤とした透析を拒否する権利の保障

・透析により得られる患者の利益と透析に伴う患者の負担のバランスにおいて明らかに患者の負担が大きい場合

の2つの側面で倫理的正当性が与えられている．ただし，このような決定は医師と患者との共有意思決定によってなされるべきとされている[13]．透析導入をしない・透析中止を決定する際に留意すべき点については **Box 3** を参照されたい[12) 14)]．特に意思決定に関連する可逆的要因への対処については，プライマリケア医・多職種と専門医の連携が必須であると考える．

Box 3　透析導入の拒否および透析中止に際する留意事項
○ 透析導入を行わない・透析中止を決定する際には，共有意思決定を経て，倫理的・臨床的な問題点を検討する．意思決定に関与する可逆的要因（うつ病，疼痛を含めた身体症状，介入可能な社会的因子など）に対処する．
○ 以下の場合には透析導入を行わない・透析中止が妥当と考えられる ・患者が意思決定能力を有し，予後やすべての治療選択肢を提示されたうえで，患者本人が自発的に透析導入を希望しない・透析中止を希望している． ・患者が意思決定能力を有さないが，適切な事前のアドバンスケアプランニングによって透析を施行しないことが確認されている． ・患者が意思決定能力を有さないが，適切な代理意思決定者が透析の導入拒否・中止している ・患者が重大で不可逆的な神経障害（思考・感覚・意図的な行動・見当識の障害など）を有する場合．
○ 適切な包括的支持療法・緩和ケアへのアクセスを提供することが，透析中止後のケアに不可欠である．

Recommendations

□ 透析導入前に，患者の価値観・治療目標や，透析開始後の予後を含めた透析医療の情報提供を行い，共有意思決定することが重要である．

□ 日本における透析患者の生命予後・QOL は欧米諸国に比較して良好ではあるが，透析導入に際して心理面を含めた QOL は低下するため，それらをサポートする包括的ケアが重要である．

□ 透析導入を拒否される患者の診療にあたっては，意思決定に関与する可逆的要因への対応と，予後やその他の治療選択肢を含めた情報共有とそれに基づく共有意思決定が必須である．

References

1) 日本透析医学会．維持血液透析ガイドライン：血液透析導入．透析会誌. 2013;46(12):1107-1155.

2) Cooper BA, et al. A randomized, controlled trial of early versus late initiation of dialysis. N Engl J Med. 2010 Aug 12;363(7):609-19.

3) Williams AW et al. Critical and honest conversations: the evidence behind the "Choosing Wisely" campaign recommendations by the American Society of Nephrology. Clin J Am Soc Nephrol. 2012 Oct;7(10):1664-72.

4) Chan E, et al. Choosing Wisely: The Canadian Society of Nephrology's List of 5 Items Physicians and Patients Should Question. Can J Kidney Health Dis. 2017 Feb 28;4:2054358117695570

5) Mapes DL, et al. Health-related quality of life in the Dialysis Outcomes and Practice Patterns Study (DOPPS). Am J Kidney Dis. 2004 Nov;44(5 Suppl 2):54-60.

6) UNITED STATES RENAL DATA SYSTEM. 2013 Atlas of End-Stage Renal Disease.
https://www.usrds.org/2013/pdf/v2_ch5_13.pdf （参照　2019-04-29）

7) 日本透析医学会．わが国の慢性透析療法の現況（2017 年 12 月 31 日現在）.
https://docs.jsdt.or.jp/overview/file/2017/pdf/1.pdf （参照　2019-04-29）

8) 日本透析医学会．わが国の慢性透析療法の現況（2005 年 12 月 31 日現在）.
(1) 透析人口における平均余命.

https://docs.jsdt.or.jp/overview/pdf2006/p43.pdf （参照　2019-04-29）
9) Mapes DL, et al. Health-related quality of life as a predictor of mortality and hospitalization: the Dialysis Outcomes and Practice Patterns Study (DOPPS). Kidney Int. 2003 Jul;64(1):339-49.
10) Wakasugi M, et al. Cause-specific excess mortality among dialysis patients: comparison with the general population in Japan. Ther Apher Dial. 2013 Jun;17(3):298-304.
11) Canaud B, et al. Clinical practices and outcomes in elderly hemodialysis patients: results from the Dialysis Outcomes and Practice Patterns Study (DOPPS). Clin J Am Soc Nephrol. 2011 Jul;6(7):1651-62.
12) Davison SN, et al. Executive summary of the KDIGO Controversies Conference on Supportive Care in Chronic Kidney Disease: developing a roadmap to improving quality care. Kidney Int. 2015 Sep;88(3):447-59.
13) 三浦靖彦．透析医療における倫理的問題点．腎と透析．2008；65（4）：608-611.
14) Renal Physicians Association. Shared Decision-Making in the Appropriate Initiation of and Withdrawal from Dialysis. Clinical Practice Guideline. Second Edition.
https://cdn.ymaws.com/www.renalmd.org/resource/resmgr/Store/Shared_Decision_Making_Recom.pdf （参照　2019-04-29）

※ 本稿の作成にあたって，板橋中央総合病院　腎臓内科部長　塚本雄介医師よりご助言をいただきましたことを感謝いたします．

（湊 真弥・小坂 鎮太郎）

4　昇圧薬を使うか否か？

学習目標

- □ 心不全治療のガイドラインに沿って，患者のステージ分類とクリニカルシナリオを判断し，患者の状態に応じた，心不全治療を開始できる
- □ 終末期における昇圧薬使用のエビデンスを理解し，適正な昇圧薬の使用ができる
- □ 終末期の心不全患者に起こりやすい症状を理解し，その対応ができる
- □ 心不全を含めた終末期の状況ではACP（Advance Care Planning）などの話し合いが必要であり，それを実践できる

要旨

心不全患者の治療はガイドラインを参考にしながら，患者の価値観や生きがいを考慮しつつ，治療を選択する必要がある．血圧低下に対して昇圧薬の使用は生命予後を変えないが，緩和ケアの側面から考えたときに使用する可能性も出てくる．また，心不全終末期においては治療と並行して症状緩和への対応も必要とされる．

Highlight

The Dilemma of whether or not to use vasopressor

For the management of patients with heart failure we should consider patients' values and reasons for living so as to better choose their treatment. Although the use of vasopressor for the decrease of blood pressure can't affect patient's vital prognosis, it becomes possible to use it from a palliative point of view. Also, in the end-stages of heart failure, it is necessary to cope with the relief of patient's symptoms in parallel with treatment.

Challenge Case

患者：90 歳 女性

現病歴：2017 年から慢性心不全の急性増悪にて約 2 ～ 3 か月に 1 度の割合で入院加療していた．現在は外来通院中．

自宅にて体動時の呼吸困難がありしばらく様子を見ていたが，日を追うごとに呼吸困難が増悪したため当院救急室を受診．慢性心不全の急性増悪の診断にて入院し，利尿薬やドブタミン，NPPV（非侵襲的陽圧換気）などの治療が開始されいったん症状が改善に向かい，ドブタミンや NPPV から離脱できた．

しかし再度呼吸困難の増悪を認めた．NPPV の再使用を勧めるも「余計に呼吸が苦しくなるから絶対に使わない」と拒否．

更に倦怠感の出現や内服困難，血圧も低下してきたため今後の治療方針について総合診療医と議論を交わした．

◇入院“前”の ADL：入浴と排泄は半介助．着衣と移動，食事は自立．

◇入院“中”の ADL：入浴は全介助．排泄と移動，着衣，食事は半介助．

既往歴：糖尿病（2005 年～）急性心筋梗塞・僧帽弁閉鎖不全（2016 年）慢性心不全・心房細動（2017 年～）

内服歴：

フロセミド（40）1 錠 / 回 朝食後，スピロノラクトン（25）1 錠 / 回 朝食後，ピモベンダン（2.5）1 錠 / 回 朝夕食後，バイアスピリン（100）1 錠 / 回 朝食後，クロピドグレル（75）1 錠 / 回 朝食後

身体所見：身長 150cm，体重 58kg，血圧 78/45mmHg，脈拍 100 回 / 分，呼吸回数 26 回 / 分，体温 36.8℃，SpO_2 90％（室内気） GCS は E3V5M6（14/15 点），JCS では I-2.

診察上，眼瞼結膜に貧血所見を認めず．頸静脈の怒張を認めており，聴診ではⅢ音を聴取．両側下腿に圧痕性浮腫を認める．

Tutorial

M：入院して心不全の治療を行ってきましたが，全身状態が低下してきました．どのような状態になっていると想定していますか．

G：はい，患者は駆出率が 20% と HFrEF（駆出率が低下した心不全（heart failure with reduced ejection fraction）の状態であり，救急室を受診したときは体重の増加や浮腫，腎機能障害も認めています．急性・慢性心不全診療ガイドライン[1]によるクリニカルシナリオ 2 の状態であると判断し，NPPV の使用や利尿薬を使用しました．入院加療後の状態悪化に関しては僧帽弁閉鎖不全に伴うクリニカルシナリオ 5 の状態，心不全ステージ分類だとステージ C に該当すると思われます．

M：そうですね．それでは患者の状態から，どのような治療が推奨されますか．

G：はい，クリニカルシナリオ 5 の状態であり，収縮期血圧も 90 に満たないため血行動態を安定させるため強心薬（PDE Ⅲ阻害薬）を使用します．血圧が上昇しなければ，昇圧薬の使用も検討します．またステージ C（HFrEF）なので，早期心臓リハビリテーションや ICD（埋め込み型除細動器），CRT（心臓再同期療法）などが考慮されます．

M：よく勉強しましたね．それでは，ステージ C の状態であるこの患者に対し，推奨された治療が適応されるのでしょうか．

G：はい，循環器内科の先生にも相談しましたが，現在の全身状態や年齢，基礎疾患などを考慮した結果 ICD や CRT の選択は困難だと指摘されました．自覚症状の改善と運動耐容能改善を目的として，薬物療法と併用する早期心臓リハビリテーションを導入しても良いと思います．薬物療法として，昇圧薬を開始しようと思っています．

M：昇圧薬を使うメリットやデメリットにはどのようなものがありますか．

G：昇圧薬を使うことで患者の血圧を上昇させることができます．使用にあたっては太い末梢ルートを選んだり，中心静脈ルートから投与したりするなど，血管外に漏出させない注意が必要になります．ただ，血圧上昇の効果も一時的だと思います．

M：昇圧薬を使用することで患者の生命予後は改善されますか．

G：調べたことはありませんでした．

M：ガイドラインでは，強心薬一般について「血圧などを補正しても強心薬を投与した患者群では血管拡張薬を投与した患者群よりも院内死亡率が高いことが報告されており，病態に応じた適応，薬剤の選択，投与量，投与期間に十分注意を払い，必要最少量および最短期間での使用にとどめるのが望ましい」1)とあります．ドブタミンなどのカテコールアミンの持続的静脈投与は，無作為化試験において再入院を減らし，症状を改善する効果がある可能性が示されていますが，生命予後の改善は示されていません[2]．

G：そうなのですね．実際の現場ではどのような治療を選択すると良いのでしょうか．

M：患者の状態に応じて昇圧薬の必要性を考え，投与する際は昇圧薬を適切に選択したり，使用期間を予め設定したりすることで，医療資源が有効に活用できると思います[3]．患者の呼吸困難に対してどのような対応をしますか．そして今後，どのような症状が起こってきますか．

G：呼吸困難に対して経鼻酸素を開始しました．倦怠感も末期心不全による症状の一つでしょうか．

M：終末期心不全における主な症状は呼吸困難以外にも全身倦怠感，疼痛，食欲不振，抑うつなどがあります．過去の報告によると終末期心不全の60～88％に呼吸困難が，69～82％に全身倦怠感，35～78％に疼痛が認められる，と報告があります[4)5)6)]．またメンタルヘルスの不調を訴え，70％の患者が抑うつ症状を訴える，ともいわれています[7]．患者の呼吸困難に対して経鼻酸素の投与のみならば，対応は十分ではありません．呼吸困難に対して利尿剤の投与が有効になることも多いのですが，治療抵抗性の呼吸困難が出現すると，医療用麻薬であるモルヒネは鎮痛作用だけではなく呼吸困難を緩和する効果もあるため選択肢として考えられます[8]．また，呼吸困難が不安による精神的要素の関与が強い場合には，ベンゾジアゼピン系抗不安薬の投与や環境調整（病室内の気流に配慮する，ナースコールを手元に置く，など），姿勢の工夫（起座位，もしくは患者に楽な姿勢をとってもらう）なども行います．患者の倦怠感に関しては，原因となっている症状（貧血や脱水，電解質異常，疼痛，不眠など）があれば，その治療を行います．予後を考慮してステロイドを使用したり，エネルギー消費を生活の中で分配するエネルギー温存療法などの非薬物療法などを利用したりすることも有効です[1]．心不全に対する治療と並行して，倦怠感以外の症状に対しても症状緩和に繋がる薬物療法や非薬物療法を用いて，治療を継続しましょう．

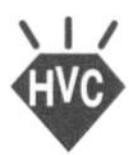

G：はい．ところで前回入院した時に「事前指示書」を患者から頂いています．その意向に沿う形で治療を行っていけばよいですね．

M：「事前指示書」を患者に書いてもらったことは，患者の意思を知る良い機会だと思います．しかし，「事前指示書」を書いた群と書いていない群を比較しても集中治療室の利用や疼痛の改善，医療費，患者家族の満足度などを比較したところ，差はなかったようです[9]．患者家族とACPについて話し合う機会を持ったことはありますか．

G：入院時や退院時，状態の変化があったときにはご家族もお呼びして病状を説明する機会を設けていましたが，患者の意向を毎回聞くことはできませんでした．ですが回診の度に「（今後も）きついことや痛いことはしないで欲しい」と仰っていたのは自分の記憶に残っています．

M：ACPは本人を含む医療・ケアチームで何度も話を持ち，患者の価値観や生きがいなどを共有することが大事だとされます．終末期のがん患者に「望ましい最期について」訊ねた結果では「できる限りの治療を受けたい」と希望する患者や「自然なかたちである」ことを希望する患者もいます．個人によって何を重要視するのかが大きく変わってきます[10]．患者の価値観や生きがいを知って尊重し，治療内容に組み込んでいくことで，患者家族の満足度も高くなることでしょう．

(詳しいACPの説明はⅡ-3のケースを，また本書のⅠ-1「延命治療と臨床現場」を参照)

高価値な医療と低価値な医療 High-value Care & Low-value Care

高価値な医療

- □ 心不全の分類やクリニカルシナリオに準じた治療を念頭に置く．
- □ 昇圧薬を使う目的は何なのか，を考えて使用する．
- □ 呼吸困難への対応について，酸素投与以外の治療やケアの方法も取り入れる．
- □ 患者の価値観や生きがいを踏まえた治療を行う．

低価値な医療

- □ 患者背景を慮らず，ガイドラインに沿った治療のみを提供する．
- □ 呼吸困難を訴える患者に対し，症状緩和のために酸素のみを投与する．

Short Lecture

「心不全終末期の判断と緩和ケア」

2013年のACC/AHAガイドラインでは，末期心不全をステージDと表記し，「非常に難治性の心不全で，補助循環，除水，持続的強心剤点滴投与，心移植，革新的な外科的治療，またはホスピスケアが必要な状態」と定義しています．我が国では，2010年日本循環器学会が「循環器疾患における末期医療に関する提言」を発表し，心不全末期状態として，

① 適切な治療を行っても
② 慢性的な心不全症状を訴え，点滴薬物療法が頻回に必要
③ 6か月に1回以上の入院や低LVEF
④ 終末期が近いと判断される

の項目を上げて定義しています[11]．本症例においても，心不全終末期の状態に近づいています．症状を緩和するため，心不全治療の継続と，緩和ケアの提

供を同時に行っていく必要があります．今後の治療について患者家族と話し合っていく中で「昇圧剤を使用すること」が患者の意志であるならばその使用が「家族のケア」に繋がるのかもしれません．

Recommendations

□ 心不全は患者の病態（ステージ分類やクリニカルシナリオ）を把握して治療に臨む．

□ 昇圧薬を使用する事で生命予後は変わらず，症状緩和についての関連性はない．

□ 患者を「疾患」として診るのではなく「人生の先輩である患者の価値観を尊重し」対応すべき．

References

1) 急性・慢性心不全診療ガイドライン（2017 年改訂版）
http://www.j-circ.or.jp/guideline/pdf/JCS2017_tsutsui_h.pdf

2) Felker GM et al. Inotropic therapy for heart failure: an evidence-baced approach. Am Heart J.142:393-401,2001.

3) Hauptman PJ, Mikolajczak P, George A, Mohr CJ, Hoover R, Swindle J, Schnitzler MA. Chronic inotropic therapy in end-stage heart failure. Am Heart J. 2006 Dec;152(6):1096.e1-8.

4) Krumholz HM,Phillips RS,Hamel MB,et,al. Resuscitation preferences among patients with severe congestive heart failure:results from the SUPPORT project.Study to Understand Prognoses and Preferences for Outcomes and Risks of Treatments. Circulation. 1998;98:648-655.

5) Levenson JW,McCathy EP,Lynn J,et al. The last six months of life for patients with congestive heart failure.J Am Geriatr Soc. 2000;48:S101-S109.

6) Solano JP,Gomes B,Higginson IJ. A comparison of symptom prevalence in far advanced cancer,AIDS,heart disease,chronic obstructive pulmonary disease and renal disease.J pain Symptom Manage 2006;31:58-69.

7) Rutledge T,Reis VA,Linke SE,et al. Depression in heart failure a meta-analytic review of prevalence,intervention effects,and associations with

clinical outcomes. J Am Coll Cardiol. 2006;48:1527-1537.

8) Johnson MJ,McDonagh TA,Harkness A,et al. Morphine for the relief of breathlessness in patients with chronic heart failure-a pilot study. Eor j Heart Fail. 2002;4:753-756.

9) The SUPPORT Study. JAMA. 1995 Nov 22-29;274(20):1591-8.

10) Miyashita M, Sanjo M, Morita T, Hirai K, Uchitomi Y. Good death in cancer care:a nationwide quantitative study. Ann Oncol. 2007 Jun;18(6):1090-7. Epub 2007 Mar 12.

11) 日本循環器学会　循環器病の診断と治療に関するガイドライン2011．循環器疾患における末期医療に関する提言
http://www.j-circ.or.jp/guideline/pdf/JCS2010_nonogi_h.pdf

（神山 佳之）

5　胃ろうを作るべきか

学習目標

- □ 胃ろうの適応が何かを知る.
- □ 患者の価値観と医療者の価値観の違いを理解する.
- □ コミュニケーションを通して，皆が共に納得できる合意形成を目指す.

要旨

繰り返す脳血管障害と高血圧症があり，施設入所中の寝たきり全介助の86歳男性．経口摂取可能であったが，徐々に嚥下障害が進行，嚥下機能を評価し食形態の工夫を行ったが，誤嚥性肺炎を繰り返し，経口摂取を続けることは困難であることが明らかになった.

・倫理的に難しい判断を医療者が求められた場合は「説明と同意」ではなく，「情報共有と同意」を目指す.

・意思決定については倫理面に配慮したガイドラインを活用する.

Highlight

When should gastrostomy be applied?

An 86-year-old man having had repeated cerebrovascular accidents and hypertension was admitted to a facility for the elderly and required total assistance because he was bedridden. At first he could have oral intakes, however his dysphagia progressed gradually. Although care providers assessed his swallowing function and adapted the form of his meals, he repeatedly came down with aspiration pneumonia. Because of this, it became impossible for him to continue oral intakes.

For patients whose cases are difficult for care givers to give ethical judgement, "Informed Consent" is not recommended. Instead, "Shared Decision Making and Consent" is recommended.

Regarding decision making, it should be recommended to make full use of clinical guidelines which consider ethical problems.

Challenge Case

現病歴：繰り返す脳血管障害と高血圧症があり，施設入所中の寝たきり全介助の86歳男性．経口摂取可能であったが，徐々に嚥下障害が進行，嚥下機能を評価し食形態の工夫を行ったが，誤嚥性肺炎を繰り返し，経口摂取を続けることは困難であることが明らかになった．主治医（指導医M）は高齢かつ，ADLも悪いことから，誤嚥しない程度の経口摂取に留め，施設での看取りも選択肢のひとつと考えていた．

今回，誤嚥性肺炎で入院したが，抗菌薬治療で改善した．近々退院できる状況になった．

既往歴：脳梗塞，脳出血（80歳から数回繰り返していた）高血圧症

社会歴：喫煙歴20本×40年　20年前に禁煙　元教師

妻とこどもは娘1人　いずれも看護師（いまは退職，休職）

身体所見：バイタルサインに問題はなく，身体所見にも変化はなかった．

経過1：入院で担当した総合診療医Gと外来主治医かつ総合診療医Gの指導医であるM医師は退院前のカンファレンスを計画することとなった．

Tutorial

M：誤嚥性肺炎を繰り返しおり，退院したとしても近いうちに入院する可能性が高いと思っています．今後の方針についてご家族と多職種でカンファレンスを持ちたいと思いますが，どのように話を進めていきますか？

G：M先生は，経口摂取が難しいなら，人工栄養は諦めて，看取りの方向も考えているのですか？

M：90歳ですし，平均余命[1]からは4年ぐらいの予後が予想されますが，いまの健康状態からはもっと短い予後でしょう．ご本人の思いを知ることはいまではもうできない意識レベルですが，誤嚥性肺炎を繰り返している状況はご本人が楽な状況ではないといえるかもしれません．

G：そうですね．私もそう思います．ご家族への説明は，看取りを重視する形で進めてみたいと思います．

M：医療者の説明も重要ですが，まずは家族の気持ちを聞くことが重要と思います．また，医療者間での情報共有も重要ですね．

経過 1

妻と娘さん，病棟看護師，医師（G と M），相談員とカンファレンスを開いた．

病状説明と胃瘻のメリット・デメリットの説明を経皮内視鏡的胃瘻造設術ガイドライン[2)] (Box 1) と，高齢者ケアの意思決定プロセスに関するガイドライン[3)] (Box 2，Glossary 1）を参照しながら行い，また，嚥下障害のある患者において，経管栄養が誤嚥性肺炎の予防に貢献することは証明されていないとする海外のガイドライン[4)]（Glossary 2）も説明，今後の方針についてご家族の意見を聞くこととした．

妻より

看護師として勤務してきて，患者さんには高齢者医療として胃瘻を造ることに疑問を感じることもありましたが，実際に自分が夫のことでこの問題に直面すると，とにかく生きていてほしいということばかり考えてしまい，栄養を与えないことを考えられなくなっています．患者さんと夫への対応は自分の中で大きく違うのではないかと気がついてきました．（夫（患者）の頭を愛おしそうに撫でながら話をされた）

Box 1　胃ろうの適応基準　文献[2)]より作成

- 必要な栄養を自発的に摂取できない
- 正常な消化管機能を有している
- 4 週間以上の生命予後が見込まれる成人および小児

Box 2　人工的水分・栄養補給法 (AHN:artificial hydration and nutrition) 導入および導入後の減量・中止について[3)]

① 経口摂取の可能性を適切に評価し，AHN 導入の必要性を確認する．

② AHN 導入に関する諸選択肢（導入しないことも含む）を，本人の人生にとっての益と害という観点で評価し，目的を明確にしつつ，最善のものを見出す．

③ 本人の人生にとっての最善を達成するという観点で，家族の事情や生活環境についても配慮する．

娘さんより

母と同じ気持ちです．肺炎は減らないかもしれませんが，栄養を与える手段が他にあるなら考えてほしいと思います．

医師（GとM）より

ご家族のお考えはよくわかりました．ただ，胃ろうを造ることが必ずしも生命維持につながることではない可能性（胃ろう造設の1年以内の死亡率が30%以下で3年以上の生存率は35%以上）[5)]もあることはご理解下さい．それでも胃ろうを造ることでよろしいでしょうか？

経過

カンファレンスで胃ろう造設を行う日を決定し，いったん退院することとなった．

その後，誤嚥性肺炎の頻度は年に1回程度となり，入院しなくとも施設で抗菌薬投与を胃ろうから行うことで，改善するようになった．胃ろう造設から3年が経っているが本人の全身状態は良好で推移している．妻からは，「いろいろな考えがあり，迷ったけど胃ろうを作ってよかったです．夫との時間を楽しんでいます．」との発言があった．

高価値な医療と低価値な医療　High-value Care & Low-value Care

高価値な医療

□ 医療従事者が患者本人およびその家族や代理人とのコミュニケーションを通して，皆が共に納得できる合意形成とそれに基づく選択・決定を目指す医療．

低価値な医療

□ エビデンスを押し付ける医療．

□ 合意形成に関する配慮のない医療．

Glossary

1）人工的水分・栄養補給法（AHN：artificial hydration and nutrition）

胃ろうを含む経腸栄養法や静脈栄養法などのこと．胃ろう栄養の見直しや差し控えは，胃ろう栄養を行わないことに留まらず，他の AHN の方法も選択しないことを意味しているとする考え方[6]もある．

2）高齢者の摂食嚥下障害に対する人工的な水分・栄養補給法の導入をめぐる意思決定プロセスの整備とガイドライン作成[2]

高齢者に関する栄養に関してのガイドラインである．ガイドライン作成の背景として，医療者の困惑があるとし，「困惑の原因としては，医学的妥当性が明確でないという点も確かにあるが，むしろ，高齢者の最期の生がどうあるのがよいかについて，例えば，長く生きられれば生きられるほうがよいと無条件に言えるかといったことについての共通理解が定まっていないという点が大きいように思われる.」[2]と書かれている．適切な対応を支援するガイドラインであり，意思決定プロセスが重視されている．

Short Lecture

1. 情報共有と合意について

単に医療者からの説明で，患者の同意を求める医療態度ではなく，「医療側から診断と治療法の選択肢に関する説明を受けた患者・家族側は，自分たちの価値観・死生観や人生計画や選好を医療側に説明し，医療側はその説明を聞くことによって，先に提示した治療法の選択肢が当該患者・家族の人生の物語りにとってどのような意味をもつのかを一緒に考える.」[7]という情報共有と合意が重要と考える．

2. 二人称的主体について[8]

二人称とは「あなた」のことである．二人称的主体とは「そこに人がいるという否定しがたいリアリティでもって私に迫ってくるような主体」のことである．

この事例で思うのは，妻の夫（患者）への対する感情であり，発語がなくても僅かな表情の変化を見つけて会話をする姿の尊重であった．家族が思う「あなた」を意識することで，何を医療の目的とするかの同意が得られやすくなると思う．

Recommendations

☐ 倫理的に難しい判断を医療者が求められた場合は「説明と同意」ではなく，「情報共有と同意」を目指す.

☐ 意思決定については倫理面に配慮したガイドラインを活用する.

References

1) 平均余命表
https://www.mhlw.go.jp/toukei/saikin/hw/life/life10/01.html
2) 鈴木裕ほか. 経皮内視鏡的胃瘻造設術ガイドライン
「消化器内視鏡ガイドライン　第３版」.
日本消化器内視鏡学会監修，医学書院，2006，pp 310-323.
3) 社団法人　日本老年医学会. 高齢者ケアの意思決定プロセスに関するガイドライン，人工的水分・栄養補給の導入を中心として.
平成 24 年 6 月 27 日
https://www.jpn-geriat-soc.or.jp/proposal/pdf/jgs_ahn_gl_2012.pdf
4) Volkerta D, Bernerb YN, et al. ESPEN guidelines on enteral nutrition. Geriatrics Clinical Nutrition. 2006 ; 25(2): 330-60.
5) Suzuki Y,Tamez S,Murakami A,et al.
Survival of gerioatric patients after percutaneous endoscopic gastrostomy in Japan.World J Gastroenterol. 2010; 16 (40): 5084–5091.
6) 鈴木 裕 . 総説　胃ろう栄養の適応と問題点 .
日本老年医学会雑誌 . 2012; 49(2)：126-129.
7) 会田 薫子 . 総説胃ろうの適応と臨床倫理― 一人ひとりの最善を探る意思決定のために . 日本老年医学会雑誌 . 2012;49(2)：130-139.
8) 森岡正博 . 人称的世界はどのような構造をしているのか , 生命の哲学の構築に向けて . 現代生命哲学研究 . 2018; 7:107-119.

(本村 和久)

6　本人への予後告知を行うか否か？

学習目標

- □ 予後と余命の違いを認識する．
- □ 予後告知に関する希望は，患者毎に異なるということを理解する．
- □ 予後告知を End-of-life discussion の一環として捉える．

要旨

予後告知に関する患者の希望には個別性があり，医師は目の前の患者が何についてどの程度知りたいのかを常に考える必要がある．また，予後告知はそれ単独で行うのではなく End-of-life discussion の一環として話題に挙げ，告知後にも患者・家族を支え続けるという姿勢が重要である．

Highlight

Whether or not physicians should perform clinical predictions of survival in patients with cancer　or non-cancer

When patients want to know clinical predictions of survival, there are so many patients with so many different needs. Therefore it is always necessary for physicians to consider to what degree current patients want to know about their conditions. Furthermore it is important to perform these clinical predictions as part of the end-of-life discussion, instead of doing clinical predictions of survival alone. Also it is indispensable for physicians to take the attitude of continuing to support patients and their families after predictions.

Challenge　Case

患者：62 歳女性

現病歴：高血圧症，脂質異常症で数年来当院（総合病院）に通院していた．

1 年程前より総合診療医 G の担当する外来に通院しており，関係性はとても良好であった．受診の 3 週間前より食思不振を認めたが，市販の胃腸薬で様子をみていた．耐えきれなくなり受診した際に精査を行った結果，ステージ 4 の膵癌が見つかった．院内の消化器内科に紹介し，入院して抗がん剤治療も行っていたが，副作用があらわれたため治療継続困難となった．今後の療養に関しての相談をするため総合診療科へ転科し，外来で主治医として関わっていた総合診療医 G が担当することになった．

既往歴：高血圧・脂質異常症

社会歴：喫煙歴なし，機会飲酒，夫と二人暮らし，子供は遠方に一人．

身体所見：身長 158cm，体重 52kg，血圧 136/72 mmHg，脈拍 92 回 / 分，呼吸数 16 回 / 分，体温 37.1℃，眼瞼結膜に貧血あり．心窩部に軽度圧痛あり．

Tutorial

G：M 先生，進行期の膵癌で入院している患者さんのことで相談してもよろしいでしょうか．この間の回診のときに，患者さんから「私はこれからどうなるのでしょう…」と尋ねられたのですが，僕は何も言えなくなってしまいました．ちょうど明日家族を含めた面談の予定だったので，「その時にお話ししましょう」と言って部屋をあとにしたのですが….

M：なるほど．患者さんからの質問の答えにつまってしまったのですね．何も言えなくなったのは何故でしょう？

G：初期研修医の時に消化器内科をローテートしたのですが，その時の上級医 A 先生からは<u>「本人に予後を伝えるかどうかは，家族に決めてもらうんだ」</u>と教わりました．だから「最初に本人に伝えるのはいけないのかな」と思い，返答に困ってしまいました．ただ一方で，A 先生が家族に面談した際には，家族もどうすれば良いのかすごく困ってしまっていたのが印象的で，「家族に判断を委ねるのが本当に良いのだろうか…」という思いもありました．

M：G 先生の迷いはもっともだと思いますよ．日本では，多くの場合，患者よりも先に家族に対して余命が伝えられ[1]，「患者にどのように告知するか」ということについて家族が判断することが多い[2]と言われています．余命告知など悪い知らせの告知に関して家族が担う負担は非常に大きいようです[3]．

G：そうなんですね．確かに，**意思決定を任されることによる家族の負担**についても考えなければならないですね．それでは，患者さんに尋ねられたときに予後を伝えておくべきだったのでしょうか？

M：その前に，患者さんは何が聞きたかったのでしょう？

G：え，予後のことじゃ…

M：予後の中にもいろいろありますね．『症状経過』や『機能予後』について知りたいという人もいます．もちろん『残された時間』＝『余命』のことを知りたいという人もいるでしょう．何を知りたいのかについてはもう少し患者さんに確認した方が良さそうですね．

G：なるほど．「私はこれからどうなるのでしょう…」という患者さんの言葉の真意を探った方がよさそうですね．

M：G 先生の質問に戻りますが，予後や余命（Glossary1）を伝えるかどうかは，医療者の価値観よりも患者さん自身がどう考えているかが大事なのではないでしょうか．余命に関しては，治ることがない病気で余命が限られていることがわかった場合に，76％の方が「余命を知らせてほしい」と答え，20％の方が「知らせてほしくない」と答えているという調査もあるようです[4]．

G：余命について知りたいという人が多い中で，知りたくないという人も少なからずいるということですね．

M：その通りです．また患者さんから余命やそれを含む予後について話題が出た場合も，中には「病気に対する不安があって少し聞いてみた」ということもあるので，本当に知りたいのかどうかを確認することも大事ですね．

G：はい．患者さんとはこれまで外来でもいろいろな話をしてきました．患者さんの言葉の真意を探り，これからの人生を一緒に考えていく機会にしたいと思っています．

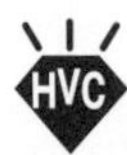

M：そうですね．余命告知は行うとしてもそれ単独で行うのではなく，End-of- life discussion（**Glossary2**）の一環として行われるべき[5)]とされます．予後告知に関しても同様だと思います．G先生の患者さんを思う気持ちが伝わるといいですね！

高価値な医療と低価値な医療　High-value Care & Low-value Care

高価値な医療

- □ 予後告知に関する希望は患者毎に個別性があるということを認識し，患者の発言の真意をくみとろうとする医療．
- □ 予後告知をEnd-of-life discussionの一環として捉える医療．

低価値な医療

- □ 予後告知をするべき，しないべきという医療者の価値観のみに基づいた医療．
- □ 予後告知をするべきかどうかの判断を家族にゆだねたり，家族にだけ予後告知を行う医療．
- □ 予後告知の後の患者・家族へのサポートを欠いた医療．

Glossary

1）予後と余命

余命とは,『これから先生きられる命』のこと．予後とは，余命を含めた『病気の経過についての医学的な見通し』のことで，これから患者が辿るであろう経過全般を示す．患者から予後に関する質問を受けた時には，それが『機能予後』や『症状経過』を聞きたいということなのか,『余命』に関して知りたいのか明らかにするためのコミュニケーションをとることが望ましい.

2）End-of-life discussion

『現在差し迫った病状にあり，患者が望むケアの目標や願い，価値観を明らかにする対話のプロセス』[6]のこと．メリットは多く示されており，家族の悲嘆反応の減少・病状や予後に対する理解の向上・それに伴う自律した意思決定の促進・患者の価値観や好みに沿ったケアの増加・患者のストレスの減少・患者の終末期のQOLの向上などが挙げられる．また患者自身もEnd of life discussionを重要なものであると考えている[7]とされる.

Short Lecture

余命予測の難しさ

Tutorialの項で挙げたように,「余命を知りたい」と考えている人が多い中で,余命の正確な予測は必要なことに思える．しかし,緩和ケア領域での研究では,医療者の余命予測はしばしば不正確である[8]ことが指摘されている．また日本で行われた研究でも，正確に余命を予測できたのは35％にすぎず，長めに見積もるケースが多かったとされ[9]，正確な余命予測の難しさがうかがえる.

Recommendations

☐ 予後について,何についてどの程度知りたいのかは患者毎に個別性があり,医療者は患者の真意をくみとるように常に意識する.

☐ 予後告知をEnd-of-life discussionの一環として捉え，その後の患者・家族へのサポートを保証する.

References

1) Ngo-Metzger Q. et al. End-of-Life care: guidelines for patient-centered communication. Am Fam Physician. 2008; 77(2): 167-174.
2) Gabbay BB, et al. Negotiating end-of-life decision making: a comparison of Japanese and U.S. residents' approaches. Acad Med. 2005; 80(7): 617-621.
3) Morita T, et al. Communication about the ending of anticancer treatment and transition to palliative care. Ann Oncol. 2004; 15(10): 1551-1557.
4) 朝日新聞社 . 死生観本社世論調査－安らかに簡素に逝きたい . 2010.11.4.
5) 西智弘 .「残された時間」を告げるとき . 第 1 版 . 青海社 , 2017, pp 6-11.
6) 西川満則 , 他 . 意思決定支援の方法：Advance Care Planning（ACP）と End-Of-Life Discussion（EOLD）. 薬事 . 2015; 57(12): 1981-1985.
7) Diaz-Montes T.P. et al. Importance and timing of end-of-life care discussions among gynecologic oncology patients. Am J Hosp Palliat Care. 2013; 30(1), 59-67.
8) N White. Et al. A systematic review of predictions of survival in palliative care: How accurate are clinicians and who are the experts? PLoS One. 2016; 11(8): e0161407.
9) Amano K. et al. The accuracy of physicians' clinical predictions of survival in patients with advanced cancer. J Pain Symptom Manage. 2015; 50(2) : 139-146.

（佐川 拓・川口 篤也）

7　終末期の貧血

学習目標

- □ 輸血の判断に必要な，基礎疾患，貧血の時間経過，併存疾患，全身状態を知り，QOL の向上が得られるかを検討する．
- □ 患者さんの背景となる生活状況や家族，健康観などを含めて理解し，輸血をするかどうか判断する．
- □ 終末期における輸血の適応判断は，終末期である判断を ,1 人の医師で判断するのではなく，多職種のチームで判断する．

要旨

終末期における輸血についてはいまだエビデンスが乏しく ,不確実性の高い領域であり画一的に判断することは困難である．また，地域包括ケアシステムの構築と充実が促進するなかで，診療所や在宅においても輸血を実施する体制が少しずつ広がりをみせている．一方で，血液製剤はコストやリスクの高い治療法であり，限られた社会資源の有効活用の観点からは，安易に適応を広げて実施することは避けなければならない．今回，筆者が診療所で経験した慢性の血液疾患の事例をもとに，診療所や在宅における終末期の輸血に関する High-value Care について検討した．

Highlight

High-value care for patients with anemia at the end of life: mainly on the decision of generalists concerning blood transfusions

There is little evidence concerning blood transfusion for the end of life. Because of the field of uncertainty, it is difficult for physicians to decide on it in a uniform manner. However, by building community-based integrated care systems, blood transfusions at clinics and at homes is gradually spreading. On the other hand, it should not be undergone widely without careful thought because blood products are a socially high cost treatment and lean financial and social resources should be used effectively. In this article, authors shared a case of chronic blood disorder and discussed concerning high-value care for blood transfusion at clinics and at patients' homes.

Challenge　Case

患者：60 歳男性

セッティング：郊外都市の診療所における外来

現病歴：15 年前に真性赤血球増加症の診断を受け，定期的に血液内科を通院し加療を受けていた．1～2年ほど前から造血能が低下し，貧血による症状が出現するようになっていた．数か月前から貧血に伴う全身倦怠感や体調不良が出現しており，通院している血液内科で月１回 MAP（赤血球保存用添加液）２～４単位の輸血を行っている．このような経過の中で，少しずつ進行している病状から，自分の終末期について考えるようになっていた．

現在，妻と二人暮らしで子供もいない．この疾患に罹患して途中仕事もできなくなり早期退職して妻には経済的にも負担をかけてしまったと考えている．そのため今後の病気の進行し，自分が終末期となった時は，その対応でなるべく妻に負担をかけさせたくないと考えていた．

ある時，終末期に関してホスピスという選択肢について自身で調べた際に，ホスピスでは輸血はできないということを聞いて不安を感じていた．また終末期の選択肢として在宅での看取りという選択肢もあることを聞いた．

今後の自分の終末期について，ホスピスや在宅看取りなど可能なのか医師と相談したいと考え，近くで在宅医療を提供している診療所を受診した．

既往歴：15 年前　真性赤血球増加症
　　　　８年前　高血圧症

生活歴：喫煙，アルコール　なし

内服歴：降圧薬と便秘薬のみ内服

身体所見：身長 163cm　体重 58kg

Tutorial

M：真性赤血球増加症の診断をされて，今現在は骨髄消耗期に至っている患者ですね．終末期をどのように迎えるのかということで相談にこられたようですが，先生はどのように話をしていこうと思っていますか？

G：はい，今までこういった相談を受けたことがないので，ほとんど知識がないので困っています．私自身は，終末期においても自覚症状などが改善されてQOLの向上がはかれるならば，輸血してもよいと考えています．ただ患者さんが調べた状況では，一般的にホスピスでは輸血をしないということでした．なので，終末期をどのように過ごすことになるのか不安になって，今回受診されたようです．あと在宅看取りの相談もあったのですが，今までこの診療所で輸血を実施したことはありませんよね？在宅においてもホスピスと同様に輸血はできないと回答してもよいのでしょうか？組織体制のこともありますし，終末期の輸血についても今後どのように話をしていけばいいのかまだ答えがわかっていません．

M：わかりました．確かにまだ当院では在宅での輸血は実施していないですよね．ただ，その前に本当に輸血が必要なのかどうかの判断をしなければなりませんね．終末期における輸血に関して，私も以前調べてから間があいているので，改めてブラッシュアップしたうえで，検討していきましょう．

G：はい，よろしくお願いします！

M：貧血患者における輸血の適応指針などは知っていますか？

G：はい，厚生労働省の指針によると造血不全に伴う貧血ではHb値6～7g/dLが輸血の目安ということでした．

M：その通りですね．もちろん，厚生労働省が出している指針にも書いてあるように，その値だけで一律に決めるのは難しいです．基礎疾患，貧血の時間経過，併存疾患，全身状態などや，あとはQOLの向上が得られるかでしょうか．そのためには患者さんの背景となる生活状況や家族，健康観などを含めて理解し，輸血をするかどうか判断することになりますね[1]．

G：はい．わかります．やはり患者中心の医療の方法を輸血の適応について実践していくということですね．

M：そうです．では，次に終末期や緩和領域における輸血についてはどうでしょうね．少し調べてみましょうか．

G：はい，調べてみます．

（5分後）

G：アメリカの591のホスピスを調査報告した文献がありました[2]．それによると，ホスピスに入るために何らかの治療に関して1つ以上の制限を設けているところが78%あるそうです．また輸血については，40%は実施することができないようです．ただすべての施設で輸血が行われないというわけではなさそうですね．

M：ホスピスでの実施について調べたのですね．私は緩和ケアにおける輸血について調べて2018年のsystematic reviewを見つけました[3]．11件の事例集積研究と1件の前向きコホート研究，1件の後ろ向きコホート研究をまとめたものになりますが，この論文の結論としては，緩和ケアにおける輸血は症状の軽快と主観的に良好な状態（well-being）をもたらすが，輸血による効果の期間や重要性，さらに輸血関連リスクは不明であるとされています．

G：そういった結論ならば，終末期での輸血はしたほうがよさそうにも思いますが？

M：そう思いますよね．でもこの論文でまとめられている前向きコホート研究では倦怠感などの症状とHb値が一致していないことも示されていました[4]．そうなると本当に輸血による改善と言えるのか？という点で慎重になってもよいかもしれません．

G：なるほど．

M：ただ，このエビデンスを先生の事例に適用させるかどうかについて考えましょう．先生は亡くなるまでの経過の４つのパターンについて聞いたことがありますか[5]？

G：あります．突然死，がん，臓器不全，フレイルの４つのパターンですよね？（Box １）

M：そうです．私たちが調べた研究はがん患者の終末期を対象にした研究でしたが，このケースについては，どのパターンになると思いますか？

G：この４つのパターンだと，臓器不全のパターンでしょうか？

M：そうですね．いろんなイベント繰り返すことで，少しずつ臓器不全なども進行し，最後を迎えるようになります．つまり先生の事例は，がんよりはむし

Box 1　死の軌跡　参考文献[4]より引用

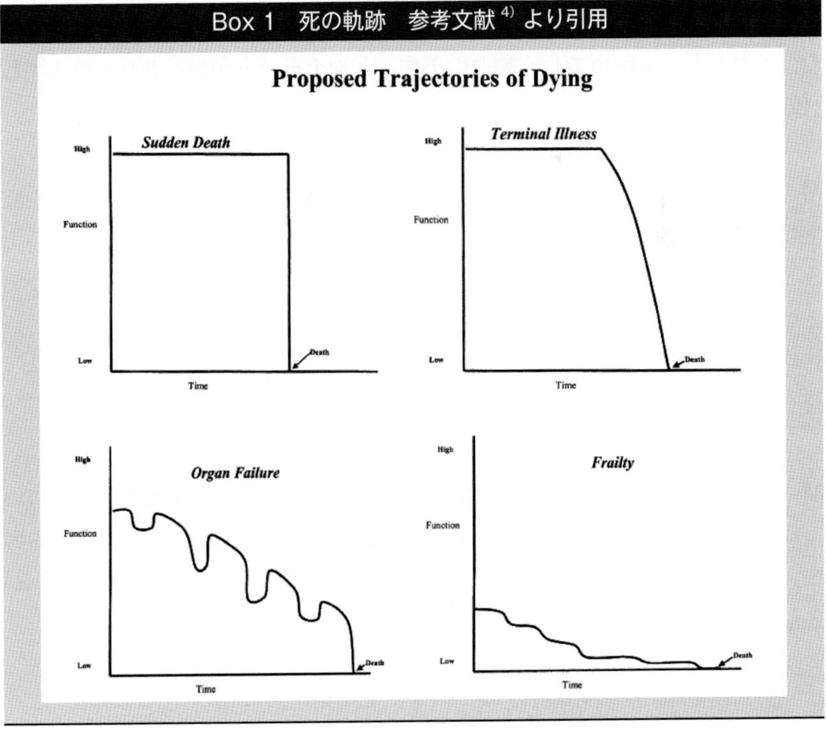

ろ緩やかな経過をたどりながら最期を迎えるようになると思います．そう考えると，終末期の最期時期までは輸血によって自覚症状が取れ，QOL が改善することが期待できるかもしれません．

G：確かにそうですね．

M：その場合は，輸血の反応が悪くなってきているような状況や他のイベントが発生して最後が近いと判断されるような状況が，輸血をしないという判断をする要素になりそうですね．

そうなると，そういう状況でなければ在宅においてでも輸血をするということになりそうですね．在宅で輸血を行うためにはどういった条件があるでしょうか？

G：さきほど調べたときに日本輸血・細胞治療学会が 2017 年に出している在宅赤血球輸血ガイド[6]と，同じく 2017 年に東京都輸血療法研究会・東京都福祉保健局が作成した小規模医療機関における輸血マニュアル[7]を見つけました．それぞれ，診療所で行う輸血の条件などやチャートが提示されていますね（**Box 2 ～ 4**）．

M：なるほど，よくわかりました．せっかくの機会ですし，当院でも外来や在宅において輸血を行えるかどうかについて，スタッフの勉強会のテーマにしてみましょう．現実的に期待に応えられるか，他の職種も含めて検討してみないといけませんね．

G：はい，わかりました．

M：あと，今回の患者さんへの説明としては，在宅看取りで輸血の判断については，さきほどの終末期の輸血の考え方をお伝えましょう．そして当院において，在宅で輸血を実施については，全体で検討しますので保留にさせてほしいと伝えてもらえますか？

G：わかりました．ありがとうございました！

Box 2　在宅輸血療法チャート　参考文献[6]より引用

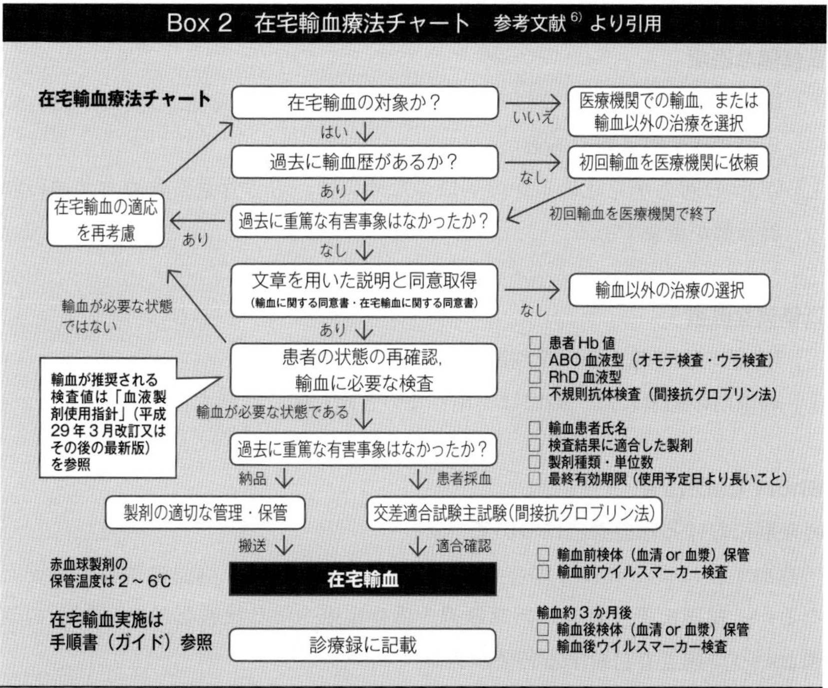

Box 3　在宅で輸血を実施する条件　参考文献[6]より改変作成

① 輸血歴があること
② 在宅輸血を実施する施設が血液型，臨床的意義のある不規則交代の検査等の結果，また，輸血の際の記録等の情報提供を受けている
③ 輸血以外の方法で病態を改善される治療法がない
④ 輸血によって重大な有害事象を引き起こす可能性が高い疾患を有しておらず安定した病状である
⑤ 患者に意識があり，協力的で，身体症状に適切に応答できる
⑥ 患者付添人がいること
⑦ 主治医・訪問看護等が 24 時間連絡の取れる体制であること
⑧ 基幹病院との連携が必要な場合があり，輸血手帳のような情報提供ツールの利用が望ましい
⑨ 多職種による在宅輸血に関するカンファレンスの実施が望ましい

Box 4　臨床検査技師がいない小規模医療機関での輸血実施の必須条件

参考文献[7]より筆者作成

① 在宅，小規模医療機関での輸血実施のデメリットを理解していただくこと．
② 血液型検査，不規則抗体検査，交差適合試験などの輸血検査は外注検査で行うこと．
委託先には，交差適合試験が実施でき，患者検体の返却が可能であることを確認しておく．
③ 輸血前感染症検体（返却された血清・血漿）が－ 20℃以下で 2 年間保管出来ること．
④ 血液製剤の温度管理を適切に行うこと．赤血球製剤は 2 ～ 6℃，新鮮凍結血漿は－ 20℃以下
⑤ 輸血中，輸血後の患者観察について適切に行うこと．
⑥ 輸血実施記録が２０年間保存可能であること．

高価値な医療と低価値な医療　High-value Care & Low-value Care

高価値な医療

- □ 終末期における輸血においてはHb値のみでなく，QOLの向上が見込めるかどうかが重要である
- □ QOLの向上が見込めるかの判断のためには，患者背景を含めた共通の理解基盤が重要である.

低価値な医療

- □ Hb値のみで輸血適応を判断する
- □ 終末期の患者には，輸血は実施しないと画一的に判断する

Short Lecture

終末期における輸血適応について

造血不全による貧血の場合，Hb値6.0～7.0mg/dLが輸血の適応の目安となるが，基礎疾患，貧血の時間経過，併存疾患，全身状態などや，QOLの改善といった観点で判断する必要がある.

終末期における輸血の適応判断は終末期である判断を,1人の医師で判断するのではなく，多職種のチームで判断する.

Recommendations

- □ 終末期における輸血については，罹患している疾患やそれまでの経過，患者背景などの理解の上での個別性の高い臨床判断が求められる．そのためHb値などで画一的に判断できるものではない.

References

1) 厚生労働省医薬・生活衛生局.「血液製剤の使用指針」. 平成 29 年 3 月.
2) Aldridge Carlson MD, Barry CL, Cherlin EJ, et al.: Hospices' enrollment policies may contribute to underuse of hospice care in the United States. Health Aff (Millwood). 2012; 31 (12): 2690-8.
3) Nicolas Chin-Yee, Joshua Taylor, Kaitlyn Rourke, et al. Red blood cell transfusion in adult palliative care: a systematic review. Transfusion. 2018. 58(1):233-241.
4) Lunney JR, Lynn J, Hogan C. Profiles of older medicare decedents. J Am Geriatr Soc. 2002; 50(6):1108-12.
5) Hauser K, Walsh D, Rybicki LA, et al. Fatigue in advanced cancer: a prospective study. Am J Hosp Palliat Care 2008;25:372-8.
6) 日本輸血・細胞治療学会ガイドライン委員会小規模医療機関輸血ガイドライン策定タスクフォース, 日本輸血・細胞治療学会ガイドライン委員会. 在宅赤血球輸血ガイド. 2017 年
7) 東京都輸血療法研究会, 東京都福祉保健局. 小規模医療機関における輸血マニュアル～安全な輸血を行うために～. 平成 27 年 9 月.

(髙栁 宏史)

第 Ⅳ 章

倫理ジレンマケース：主治医の意向と他の医療者の意見の不一致

1　総合診療医と専門医の意見の不一致

学習目標

- □ 意見に不一致がある場合に使用する信念対立解明アプローチ 1) を理解する．
- □ 意見が形成される際に影響を及ぼす認知バイアス 2) について理解する．
- □ 上記二つを理解することによって意見の不一致への対応方法を身につける．

要旨

医療者同士で意見の不一致を認めたときは，信念対立解明アプローチをもちいてお互いの意見の裏にある関心・価値観を明らかにし，その関心・価値観が認知バイアスの影響を受けてどのように合理的判断からズレやすいかを理解する．それによって意見の不一致を調整し共通目標を構築することで，お互いに協働して患者により良い医療を提供する．

Highlight

Disagreement between generalists and specialists

What should medical providers do, when a disagreement between generalists and specialists is encountered. Firstly, they should try by means of the finding-out approach to fully understand the conflicting opinions to give light to their interests and values. Secondly, they should understand that their interests and values are apt to slip from rational judgment which is affected by cognition bias. Finally, they could arrange their disagreement, and also build their common object so as to work together to provide better medical care for their patients.

Challenge　Case

患者：82 歳女性

現病歴：生活習慣病を背景とした虚血性心疾患のため当院循環器科，アルツハイマー型認知症のため近所の精神科クリニックを通院中の方．2 カ月前から食欲が減ったとのことで，当院内科外来を受診した．体重は少し減ったとのこと．

既往歴：

＃労作性狭心症

＃高血圧症

＃脂質異常症

＃糖尿病

＃アルツハイマー型認知症

内服薬：エナラプリル，アムロジピン，アトルバスタチン，エゼチミブ，シタグリプチン，アスピリン，ランソプラゾール，塩酸ドネペジル，

身体所見：身長 150cm, 体重 60kg, 血圧 130/70 mmHg, 脈拍 73 回 / 分，呼吸数 18 回 / 分，体温 36.2℃，身体所見にて特記すべき事項なし

経過 1：総合診療医 G が初診を担当した．総合診療医 G は食欲低下の病歴・身体所見をとりおえたところで，患者さんに待合室で待ってもらい，指導医 M に相談した．

Tutorial

総合診療医（Generalist; G）

指導医（Mentor；M）

M：80 代女性の 1 カ月前からの食欲低下のケースですね．この先，どのように診療を行いますか．

G：体重減少は 2kg，発熱は認めず，他の消化器症状，抑うつ気分も認めません．薬剤内服による副作用などを考え薬剤整理を行いたいと思っています．この中だと塩酸ドネペジルを中止したいです．

M：薬剤性も一つの鑑別診断ですね．他に鑑別はありますか．

G：塩酸ドネペジルを中止すれば良くなる可能性が高いと思いますが既往から虚血性心疾患，年齢から悪性腫瘍は見逃したくないです．

M：そうですね．緊急で重篤な疾患を見逃さないようにしつつ，早期に治療可能な疾患が隠れていないか一緒に診察して診療計画を考えましょう．

総合診療医 G と指導医 M は一緒に診察を行った後，血液検査，心電図検査，胸部単純 X 線検査を行ったが特に異常を認めなかった．

M：これからどのように診療を進めていきますか

G：消化管病変の精査のため消化管内視鏡検査も対象になりますが，薬剤性なら中止すれば良くなるので，侵襲的な検査の前にまずは塩酸ドネペジル中止による反応をみてからでも良いと考えます．多剤内服しておりなるべく薬を減らしたいですし．内視鏡検査については本人・家族も積極的ではありません．これから精神科主治医に情報提供書を記載して，同薬剤の中止を依頼してみます．

その日は精神科主治医 S 宛の診療情報提供書に，２ヶ月前からの食欲低下で来院があったこと，塩酸ドネペジル中止で症状改善するか経過をみたいことを記載・発行し，２週間後の再診予約をとって診察を終了した．

経過２：２週間後の再診日になった．総合診療医 G が患者家族に話を聞くと，精神科主治医 S と相談した結果，塩酸ドネペジルは継続することになっていた．家族から症状はまだ続いておりどうすれば良いか G に相談があった．精神科主治医 S からの情報提供書はまだ届いていない．G は再び指導医 M に相談した．

G：患者さんにとって侵襲的な検査を避けたくて薬剤中止をお願いしたのに，薬剤継続を指示するなんて．いろいろ文献を調べたのですが Lanctot KL(2003)3) によると，塩酸ドネペジルの効果なんて限定的なわけですし．S 先生の考えが信じられません！あまり勉強してないのでしょうか．もしくは認知症だけみて全人的に患者を捉えてないのでしょうね．以前も違う専門医と議論になったことがあって，その専門医も話にならなかったんですよ．

M：塩酸ドネペジルの文献まで確認して勉強熱心で素晴らしいですね．でもその先生は本当に勉強不足や，臓器だけをみた判断だったのでしょうか．

専門医だからといって臓器しか見ていないと決めつけるのはいけません．

ちなみにG先生はなぜそこまで，塩酸ドネペジル中止を優先させたいのですか．

G：以前，塩酸ドネペジル中止後に著明に食欲低下が改善した患者さんがいたんですよ．また，他の患者さんですが念のために上部消化管内視鏡検査を施行した方が消化管穿孔を起こし，入院になったのを経験した事があるのでなるべく侵襲的な検査を避けたくて．ポリファーマシーも気になりますし．

M：なるほど．G先生は薬剤副作用への懸念，内視鏡検査による合併症に関心があって薬剤中止を優先したいのですね．

では，精神科主治医Sはなぜ薬剤継続を選択したのでしょうか．その意思決定に伴う関心・価値観はなんだったのでしょうか．精神科主治医Sの意見をもう少し詳しく確認する必要がありそうですね．電話で直接相談してみましょう．

G：お話ししてわかるような先生なんですかね．その専門の先生は．

M：自分の意見と違う立場だからといって，立場の違いでその人を評価してはいけません．実はこの前S先生にお会いしたことがあるのですが，話しやすい先生でしたよ．とにかく直接コミュニケーションを取ってみましょう．

Gは電話にて，精神科主治医Sに直接相談した．

G：お忙しいところお時間いただきありがとうございます．前回お手紙で相談した件について確認です．2ヶ月前からの食欲低下があり当院にて診察し，まずは塩酸ドネペジルの副作用の可能性を考え一旦薬剤を中止したいと考えています．そちらで，このまま薬剤継続しておきたい理由などあれば教えていただきたいのですが．

S：こちらこそ，わざわざお電話ありがとうございます．先生方が丁寧に診察していただいて非常に感謝しております．食欲低下に関して他院に相談するほど困っているとは気づいておりませんでした．塩酸ドネペジルは効果も限定的ですし，認知症も以前と比べ進行しているので，私も中止して良いか迷っていたところです．ただこの患者さんは，塩酸ドネペジル導入時期に本人の活気が改善したり，徘徊が少なくなり介護負担が減って助かったと家族も喜んでいた症例でして，薬剤中止について躊躇してしまい，次回までの様子をみて中止を検討することにしました．また以前他の患者さんですが，薬剤中止後に症状が増悪した方を立て続けに経験したことがあったので，離脱症状も気になっていまして．

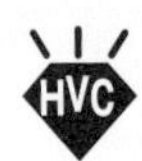

G：薬剤の離脱に関してはこちらも知識不足でした．全身状態・バイタルサインも比較的安定していますので，離脱症状も考慮して薬剤を漸減中止するのはどうでしょう．

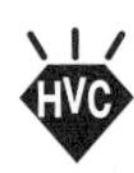

S：そうですね．それなら離脱症状の心配は減りますし，なにより本人・家族が症状で困っていて，薬剤の副作用の可能性があるなら是非そうしましょう．よろしくお願いします．

経過3：総合診療医Gは電話で相談した内容を踏まえ，塩酸ドネペジルを漸減中止することを家族に説明した．その後，患者さんの食欲低下は改善し，認知症に関しても急激に増悪することはなかった．このことについて後日，総合診療医Gは指導医Mに報告した．

G：いやー，直接話すとS先生は悪い先生じゃなかったですよ．患者さんの症状が改善して良かったです．

M：S先生はしっかり塩酸ドネペジルの効果についても理解されていたのですね．ではS先生は特に何に関心があって薬剤継続を考えていたと思いますか．

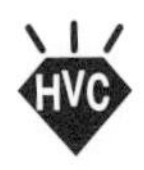

G：薬剤中止による家族介護負担の増加と，離脱症状の出現に関心があったのですね．

M：そうですね．G 先生は薬剤の副作用・検査の合併症の回避・ポリファーマシー，S 先生は薬剤中止による家族の介護負担と離脱症状の発生，に関心があってそれぞれ違う結論を下していたようですが，お互い患者・家族のためを思っての意思決定だったのですね．そしてその関心は科学的な根拠以上に，自ら経験した症例が契機となって形成されたもののようですね．

医療者間で意見が一致しない時は，信念対立解明アプローチ（**Glossary1**）や認知バイアス（**Glossary2**）を理解しておくと問題解決に繋がるかもしれません．具体的には，

①「相手の関心・価値観への理解」
②「お互いの関心・価値観の妥当性の確認」
③「共通の意見構築」

です．

①「相手の関心・価値観の理解」のためには，相手の意見の裏にある関心・価値観は何かを問うこと，そしてそのために相手と直接コミュニケーションをとることを怠らないこと，が必要です．②「関心・価値観の妥当性の確認」とは，意見が形成される過程でそれに影響を及ぼす認知バイアスについて理解することでお互いの関心・価値観が合理的な選択からズレていないか確認すること，です．今回の症例では，記憶に残っている経験によって頻度･確率を見誤ってしまう利用可能性ヒューリスティック（薬剤副作用の経験・内視鏡合併症の経験），少数の経験しかないのにそれがすべてにあてはまると勘違いしてしまう少数の法則，自分の判断を過信してしまう自信過剰（薬剤中止が正しいと思い込む），自らの意見と一致するような情報ばかりをみてしまう選択的認識（薬剤中止に有利な情報ばかり選択し，そのデメリットについての情報は無意識に選択せず），現状維持を望んで変化を避けようとする現状維持バイアス（薬剤中止の検討を次回に先延ばしにする），などお互いの意見・関心は認知バイアスの影響を受けていたと考えられます．意見の不一致がある際はその裏にある関心を探り，その意見・関心が認知バイアスの影響をどの程度受けているか俯瞰して理解することによって，③「共通の意見構築」の手助けになるでしょう．反対に，表面的な意見の立場からその人自身を判断すること（薬剤継続という

立場だけで勉強不足と決めつける)，先入観で人を判断すること（専門医は臓器しかみていない)，二項対立で物事を判断すること（薬を続けるかやめるか)，は対立を助長するので避けなければなりません．

G：医療には常に不確実性がつきまとうので，唯一絶対の答えを探すなんて難しいですもんね．

M：そうですね．特にこれからの医療は「治す」だけでなく「治し支える」必要があります．「治す」ために必要な医学的判断以上に，支えられる患者・家族にとって何が重要なのかという価値観の擦り合わせが必要になってくるでしょう．そこに絶対的な答えを出すことは難しくても，関わる全ての人が患者さんの健康にとって何が最適か対話し意見を出し合い，その意見の裏にある関心は何かと問い続ける過程を大事にすることによってより良い答えに近づけることでしょう．

高価値な医療と低価値な医療　High-value Care & Low-value Care

高価値な医療

- □ 意見に不一致があるときはその裏にある関心・価値観を問う．
- □ 意見に不一致があるときは相手と直接コミュニケーションを行い対話する．
- □ 意見に影響を及ぼす認知バイアスの存在を理解する．
- □ 議論によって二項対立に陥るのではなく，対話によってより良い選択肢を作り出す．

低価値な医療

- □ 表面的な意見を捉えて人を判断する．
- □ 先入観で物事を判断する．
- □ 物事を善悪の二項対立で捉える．

Glossary

1）信念対立解明アプローチ

信念対立とは，それぞれが自分の信念を自覚することなく絶対視することにより起こる根源的な対立のことであり，その対策として信念対立解明アプローチがある．このアプローチでは，信念対立の克服条件に相対可能性と連携可能性の二つの条件を要する．相対可能性とは，異なる状況や関心によって，人々に異なる信念が成立していると意識化できるようになることである．連携可能性とは状況，関心，信念を共有し，人々が多様性を認め合った上で設定できる共通目標を探り，それを達成していくために協働していくことである．

2）認知バイアス

認知バイアスとは，人が意思決定する際にヒューリスティックを使用することで生まれる認識上の偏りである．ヒューリスティックとは人が意思決定をする際に，厳密な原理で答えにせまるアルゴリズムとは別に，直感で素早く解に到達する方法である．

Recommendations

□ 医師の目的は患者の健康向上であり，医療はそのための手段である．常にその目的を忘れず手段自体の目的化を避け，医療者間での意見の不一致が生じた際には，相手の意見に関心を寄せ，時には自らの意見を見直し，患者の健康向上のため医療者間で対話し続けることが必要である．

References

1) 京極真．医療関係者のための信念対立解明アプローチ．誠信書房,2011
2) ダニエル・カーネマン．ファスト＆スロー．早川書房,2012
3) Lanctot KL,Herrmann N, Efficacy and safety of cholinesterase inhibitors in Alzheimer's disease:a meta-analysis. CMAJ.2003;169(6):557.

（比嘉 哲史）

2　医師と看護師の意見の不一致

学習目標

- □ 医療の現場では意見の不一致が生じうることを認識できる．
- □ 意見の不一致が生じた際は，解決に向けて対話を重ねることができる．
- □ 意見の不一致を，患者ケア・患者の安全性・現場スタッフの満足度の向上につなげることができる．

要旨

医療の現場では，意見の不一致がしばしば起こる．今回は，入院患者の退院に関して医師と看護師の意見の不一致が生じた事例を通し，高価値なケアについて検討した．意見の不一致は当事者に不安や緊張を感じさせるものであるが，うまく対処することにより患者ケア・患者の安全性・スタッフの満足度を向上させうるだろう．

Highlight

Disagreement between physicians and nurses

Disagreement between physicians and nurses is the order of the day in the clinical practice. In this article, the author reviewed high-value care through a case in which there was disagreement between physicians and nurses regarding the discharge of an inpatient. Although the disagreement causes anxiety or tension for person concerned, it will be possible to improve patient care, patient safety, and staff satisfaction by managing it successfully.

Challenge　Case

患者：77 歳　女性.

独居．ADL 自立し認知機能低下なし.

4 日前から発熱・咳あり徐々に呼吸苦も出現し，家で動けなくなったため当院へ救急搬送された．総合診療プログラムで研修中の自分が診察を担当した．肺炎の診断で，低酸素と独居困難を理由に入院となった．入院 2 日目で解熱し，3 日目で酸素化も改善した．5 日目で伝い歩きも可能となった．そのため，退院可能と考え，その旨を看護師に伝えに行った.

G：A（看護師）さん，肺炎で入院した○○さんですが，明日退院でよいと思います.

A：えっ？ G 先生，何言ってるんですか？○○さんはまだ退院できませんよ.

G：でも肺炎も良くなったし，歩けるようになってきましたよね．退院を促したら，本人も『分かりました』って言ってましたよ.

A：○○さんの本音は違うと思います．『まだ体がだるいから，退院はもう少し体力がついてからにして欲しい』と言っていました．私達看護師も，退院は，あと数日は待ったほうが良いと考えています.

G：いや…でもさっき退院でよいと言ってましたから，明日退院にしましょう.

A：G 先生は患者さんのことが分かっていないと思います．もっと患者さんの立場に立って考えてください.

Tutorial

M：G 先生，先週入院した○○さんですが，そろそろ良くなってきたようですね．

G：M 先生，そうなんです．でも，明日退院でよいと言ったら看護師に反対されてしまいました．

M：というと？

G：肺炎も治癒傾向で歩行も安定してきたので，多少倦怠感はあるようですが退院できると思って．本人も退院でよいと私に言ったのですが，看護師は「自分たちには『退院したくない』と言っていたからまだ退院はダメだ」って言うんですよ．

M：なるほど．お互いの意見が異なるようですね．それで…どうします？

G：私は，入院日数が長くなればなるほど筋力が落ちるという文献を見たこともあるので，なるべく早くに退院したほうが良いと思ったんですが…．あと，病院経営上も入退院の回転を早くしたほうが良いと指導医の N 先生にも聞いていましたし．

M：なるほど，G 先生は患者さんの ADL 低下や病院経営のことを考えて早めの退院を想定していたんですね.それで,看護師はなぜ退院を伸ばしたいと思っていたのでしょう？

G：さあ…早く退院させたら患者さんがかわいそうって思っているんじゃないですか？

M：それ以外には理由はありそうですか？看護師の考えを具体的に聞いてみましたか？

G：それは…あまり深くは聞けていなかったですね．う～ん…『患者がかわいそうと思っている』というのも私の思い込みだけかもしれないです．看護師が実際どう考えているかは，具体的に聞かないとわからないですね．それと…自分の考えの詳細も伝えられていなかったので，それも伝えてみようと思います．

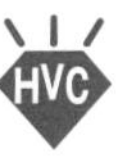

【その後の経過】

G：Aさん，先程の○○さんのことですが，看護師さん達の考えを具体的に聞けていなかったと思います．どうして退院を伸ばしたほうが良いと考えたか，もう少し詳しく教えてもらってもよいでしょうか？

A：はい．○○さんは一人暮らしですので，退院後から買い物や食事の支度や掃除洗濯を自分でやらなければいけません．近くに住む娘さんも最近体調を崩しており，あまり娘さんに頼りたくないと言っていました．それでも，来週はご主人の命日なので，それまでには頑張って帰りたいとも言っていましたよ．

G：なるほど…命日のこともあって私が退院を促した時には了承してくれたけれども，自分の生活を考えると迷いがあったんですね．そこまでは考えていなかったですね．

A：G先生は，最近は早めの退院を患者さんに促しているようですが，それはどうしてですか？

G：はい．最近，入院日数が長くなればなるほど筋力が落ちるという文献を目にしたので．あとは，病院経営上も入退院の回転を早くしたほうが良いと指導医から聞いて，それもそうだなと思って．

A：なるほど，そうでしたか．私達は病院経営のことは詳しくは分かりませんが，確かに入院が長引くと体力が落ちていくのはよく実感します．帰ってからの生活が大変だろうなあといつも心配しています．先生はそのように考えていたんですね．「もっと患者さんの立場に立て」なんて言ってしまって，すみませんでした．

G：いえいえ．私の方こそ強引に退院を決めようとしてしまって，すみませんでした．では，ご主人の命日までには帰れるよう，退院後の生活支援の方法を探っていきましょうか？

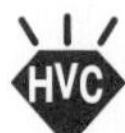

A：そうですね．あ…そういえば，○○さんは妹さんが近くに住んでいると言っていたので，退院後の生活のサポートを妹さんに頼めるか聞いてみましょうか？

G：それはいいアイディアですね（Glossary）．ぜひお願いします．

高価値なケアと低価値なケア　High-value Care & Low-value Care

高価値なケア

□ 意見の不一致が生じた際，当事者同士で対話を行い，より良い患者ケアを探っていく．

低価値なケア

□ 意見の不一致が生じた際，相手との意見交換を避けたり，自分の意見を通そうと説得を試みたりする．

Glossary

チーム医療：医師と看護師は医療を担う専門職の一つである．日常的にその他の多くの専門職が各患者のケアに関わることによって医療が実践されている．その様子は『チーム医療』と表現されることが多い．今回のテーマにおいては，**医師 - 看護師間のみならず様々な職種間での意見の不一致が生じる可能性がある**ため，この『チーム医療』の全体像を知っておく必要がある．

社会学者の細田は，チーム医療を，

① 専門性志向（各職種が専門性を発揮すること）
② 患者志向（患者中心であること）
③ 職種構成志向（複数の職種が関わること）
④ 協働志向（複数の職種が互いに協力すること）

の4要素に分類．この4要素は，互いに相容れない緊張状態にある，または1要素を充足させようとすると他の要素の充足が難しくなる場合があると述べている[1)]．またその上で，**各専門職間の見解にずれがあっても，全員が対等な立場で「対話」を重ねることにより，より良い合理的な決定が可能になる**，とも述べている[2)]．

Short Lecture

衝突

チーム医療の4要素で言えば，『協働志向』に該当する．特に1対1の意見の不一致が生じ対話を試みる際，「衝突（＝コンフリクト）」の考え方を認識しておくとよいだろう．

衝突は，あらゆる集団や組織に自然と生じるものである．以前は集団や組織にとって悪とされてきたが，最近では創造性や革新性をもたらすきっかけになると捉えられている[3)]．

コンフリクトに対処する行動は回避・説得・順応・協働・妥協の5種類に分類される（**Box 1**）[4) 5)]．どの行動が正しいと一概に言えるわけではないが，未解決の衝突（特に回避・説得・順応で対処された場合）は職業的ストレス・士気の低下・仕事への不満・離職に寄与し，逆に協働で解決される衝突は燃え尽きを減らすと言われる[6)]．**お互いの意見や思考過程の詳細を把握し，それらを尊重し比較検討しながら妥当な意思決定につなげていくことが，患者ケアのみならず患者の安全性やスタッフの満足度を向上させうるだろう．**

その際の注意点としては，医師がヒエラルキーの頂点であるという権威勾配が医療現場には未だ存在するため，医師以外の職種が医師に対して回避や順応

Box 1　コンフリクトの対処モデル　文献[4)5)]を参照に作成

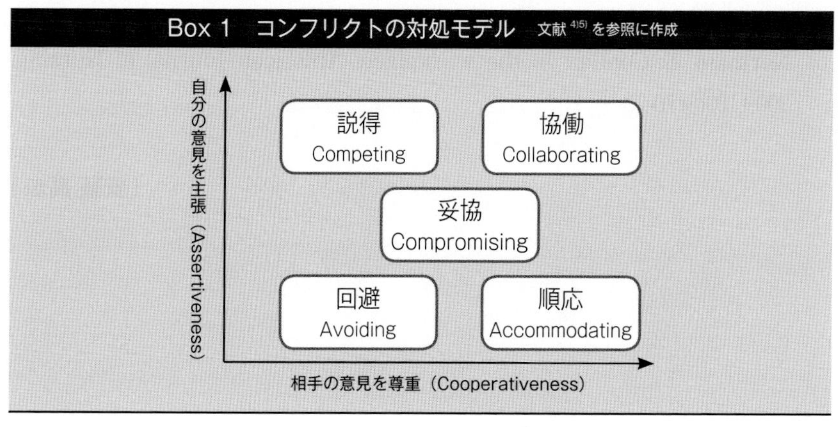

の対処行動をとりうる可能性が高いということである.

上述の事例では，最初の会話ではGが医師の権威も用いて退院の決定を促したが，Aから反対意見が出たことで合意に至っていない（お互い説得を試みた）. その後の会話では，お互いの意見の背景を探りつつ協働を試みている.

Recommendations

□ 意見の不一致を認識し，上手に活用しよう.

□ 意見の不一致への対処行動が，患者や組織にとってより良いアウトカムに結びついているかを確認しよう.

References

1) 細田満和子.「チーム医療」とは何か. 日本看護協会出版会，2012, pp 62-63.

2) 細田満和子.「チーム医療」とは何か. 日本看護協会出版会，2012, pp 154-155.

3) スティーブン P. ロビンス 著，髙木 晴夫 訳. 組織行動のマネジメント. ダイヤモンド社，2009, pp 316-332.

4) Thomas KW: Making Conflict Management a Strategic Advantage, CPP WHITE PAPER. 2009. https://www.kilmanndiagnostics.com/system/files/4350-FD%20TKI%20Conflict%20REF%20Strat%20Advantage.pdf（参照 2019-04-30）

5) 稲葉めぐみ 著，前野哲博 編. 医師のためのノンテク仕事術 第2章4 コンフリクトマネジメント. 羊土社，2016, pp.54-63.

6) Northam, S. Conflict in the workplace, American Journal of Nursing. 2009;109(6):70-73.

（安藤 高志）

3　医療者に好意を持つ患者さんへの対応

学習目標

- □ 医療者に好意を持つ患者の背景を理解する．
- □ 自らの患者への感情も認識する．
- □ 適切な患者—医師関係を構築する．

要旨

臨床では患者と医師が互いに作用し合う結果として，患者が医療者に好意を持ったり，転移が生ずることがある．また，医師が患者に“巻き込まれる”ことや，患者に対して陰性感情や苦手意識を持つことも生じうる．総合診療医は，患者に対して共感・受容など支持的に接しつつ，「時間的な枠組み」「心理的な距離」「空間的な枠組み」を適度に保ち，適切な患者・医師関係を構築する様留意する．

Highlight

High-value care approach to a patient who favors a medical provider

In the daily practice, patients and physicians react to each other, so it often occurs that a patient favors a medical provider or that there is a transference from the patients. It also occurs for a physician in following cases. For instance, he is, so to speak, “involved” with a patient, he has negative feelings towards a patient, or he has the perception that dealing with the patient is difficult. It is recommended for generalists to deal with patients in a supporting way by having sympathy and acceptance. Furthermore, he should use such tools as “Time Framework” , “Psychological Distance” and “Spatial Framework” so as to build an appropriate patient-physician relationship.

Challenge　Case

患者：72 歳女性

主訴：全身倦怠感

現病歴：半年前に 78 歳の夫と死別し独居となった．それ以降，倦怠感が出現し，持続するため病院の総合診療科を受診した．一時は食欲が低下し，現在も早期覚醒が続いているという．

既往歴：子宮筋腫

身体所見：身長 158cm，体重 42kg，血圧 138/76 mmHg，脈拍 62 回 / 分，呼吸数 12 回 / 分，体温 36.2℃．甲状腺触知せず，肺野清，腹部腫瘤なし．

経過：スクリーニングの血液検査で異常を認めず，死別に関連した「うつ状態」として，精神科医へのコンサルトも念頭におきつつ診療することとした．面接では「寂しい」「一人で不安である」などの患者の話を傾聴し，共感する様に努めた．

診療を続けるうちに，患者は「○○先生は，本当に良い先生で有難い，頼りにしている」と言うようになり，次第に主治医の外来担当日以外にも受診し「今日は違う症状があるので来た．○○先生に診てもらいたい」など，主治医の診療を頻回に強く希望するようになった．

Tutorial

M：配偶者との死別を誘引とした高齢者の「うつ状態」のケースですね．診療を振り返ってみてどうですか？

G：外来日以外にも受診するようになってしまい，正直，困りました．

M：どのような点が困ったのですか？

G：その患者が来ると外来から呼び出されるので，他の業務ができなくなってしまって….

M：医師は，一人の患者のみではなく，多くの患者に対して貢献する必要がありますからね．

G：はい.

M：患者は先生へ好意を寄せており，このような患者―医師関係では，患者に，ある種の陽性転移（Glossary）が生じていたといえます[1)2)].

G：望ましくない患者―医師関係だったのでしょうか.

M：診療に活かせるかどうかは，先生次第と言えますね.

G：そうなんですね.

M：患者に好意を寄せてもらうことは，医師として信頼してもらっていることの証とも言えるでしょう.

G：それは嬉しいですが….

M：ただ，好意が過剰になることは望ましくありません．陽性転移は感情転移の一つで，ある種の尊敬とか感謝であると共に，過剰となれば患者側に“巻き込まれる”ことや，時には情愛に近くなることもあるので，患者との距離感に気をつけないといけません[2)3)].

G：患者と適度な距離感を保つために，どのようなことに留意すればいいでしょうか？

M：まず，**「時間的な枠組み」**，つまり決まった時間以外には診療しないようにするべきでしょう[4)]．外来診療では「外来予約日あるいは外来担当日のみで診療する」というルールを作るわけです.

G：時間で区切るわけですね.

M：今回，看護師は患者からの要請に応じ，善意で先生に連絡をして来たと思われますが，看護師などとも連携するべきです.

G：分かりました.

M：もちろん，患者に対応する必要がありますから，他の医師が診療して，医師チームとして対応するようにします．患者が一人の医師へ依存的になることと，転移が過剰となることは表裏一体と言えるからです.

G：でも，一人で診療所を開業している場合は，原則，毎日同じ医師なわけですから難しいですよね.

M：一人の医師に毎回診てもらえれば多くの患者は安心するでしょうが，「時間的な枠組み」を設けるべき状況もあり得るでしょう．医師が一人の場合には，外来を完全予約制にするなどを除いて「時間的な枠組み」が作り難いですから，その分，「**心理的な距離**」を一定以上保つ様留意するべきです 4).

G：心理的な距離ですか.

M：患者に，“巻き込まれる”ことがないように心がけるのです.

G：複数の医師がいる診療所や，病院の医師にとっても重要ですね.

M：それから，時には「**空間的な枠組**」にも留意します[4].

G：「空間的な枠組」と言いますと？

M：狭義には患者と医師が面接する際の位置関係や，広義には，患者とのみではなく看護師に同席してもらって面接を行う，医師として接するのは外来の診察室においてのみとし，待合室や，時に院外で患者を見かけても挨拶程度に留める，なども当てはまるでしょう[4].

G：適切な患者—医師関係を構築するのは難しいですね.

M：これら「時間的な枠組み」「心理的な距離」「空間的な枠組み」が，結果的に好ましくなかった際，患者に過剰な陽性転移が生じてしまうことは珍しくありません．

G：はい．

M：ただ，陽性転移は，先程も言ったように患者が医師を信頼してくれている証でもありますから，ある程度良い面もあるわけです．ただし，今回，先生がこの患者に対して感じたように，困惑したり，他の患者への臨床業務へ支障を来たしたことは，先生が医師として患者に対して，ある種の陰性感情や苦手意識を持ったと言え，適切な患者―医師関係を構築できなかった可能性がありますね[3)4)]．

G：そうなんですね．

M：もちろん医師は，患者に嫌われてはいけませんが，あまりに好かれ過ぎることも防ぐ必要があります．「時間的な枠組み」「心理的な距離」「空間的な枠組み」をある程度，意識することで，適切な患者―医師関係を構築することを目指して欲しいと思います．

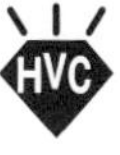

G：気をつけます．

M：今回は高齢者のケースでしたが，比較的，若い患者の場合は，どうしていますか？

G：特に意識はしていませんが…．

M：今回のケースで患者は，亡くなった旦那さんを先生に投影した部分があったのかもしれません．先生の年齢は，亡くなった旦那さんより，かなり若いですが，患者さんにとって先生は，旦那さんに代わって「頼りにできる」「安心できる」“対象”だった可能性があります[2)]．

G：全く気づいていませんでした.

M：おそらく，医師の年齢・性別と患者の年齢・性別の組み合わせによって異なりますが，患者は無意識のうちに，医師を親，配偶者，恋人，子供など様々な対象として捉える面があり得るでしょう．もちろん，ケースによって多少の差異がありますが，適切な患者—医師関係を構築するための基本的な枠組みは，今回のケースと同じと考えていいでしょう．

高価値な医療と低価値な医療　High-value Care & Low-value Care

高価値な医療

- □ 患者と適度な「時間的な枠組み」「心理的な距離」「空間的な枠組み」で接し，適切な患者・医師関係を構築することができる．

低価値な医療

- □ 患者に過剰な陽性転移が生じて“巻き込まれる”ことや，患者に対して，ある種の陰性感情や苦手意識を持ってしまう．

Glossary

転移（Transference）：感情転移とも言われ，もともとは精神分析の概念である．患者と治療者である医師が互いに作用し合うことにより，患者がそれまでの生活史で他者に対して抑圧してきた感情や態度を，医師に対して置き換えて無意識に表出することをいう[1)2)]．

Short Lecture

適切な患者—医師関係を築くには

医師が，共感，支持，受容，助言，環境調整などの技法を用いることにより，患者が元々持っている適応力を活かす支持的精神療法は，総合診療医の日々の臨床においても必要である．ただし，時に共感ではなく，“巻き込まれる”ことがあり得ることに留意しておく[3)5)]．

References

1) 感情転移：プリズム，日医ニュース 1183 号（平成 22 年 12 月 20 日）https://www.med.or.jp/nichinews/n221220l.html,（参照 2019-04-30）
2) 村井雅美.「関係の相互性」についての精神分析的理解. 京都大学大学院教育学研究科紀要.2016;62,349-361.
3) 牧野耕次，比嘉勇人，甘佐京子，他. 看護における「巻き込まれ」の概念分析. 人間看護学研究. 2015;13, 71-79.
4) 小此木啓吾. 治療構造論. 臨床心理学大系第 7 巻, 心理療法①. 金子書房, 1990, pp 37-63.
5) 西村良二. 支持と共感の技. 最新医学. 2013;68,1636-1639

（木村 琢磨）

4 医療者からのパワハラがある場合の対応

学習目標

- □ パワハラについて正しい知識と理解を得る.
- □ パワハラに巻き込まれた時の考え方，対応の方法について理解する.
- □ 医療現場のパワハラの特性を理解し，職場というコミュニティを広い視点でも捉え対策を考えられるようになる.

要旨

医療現場におけるパワハラには，医療の権力構造や過酷な労働環境も影響している．誰もがパワハラの加害者にも被害者にもなりうるという当事者意識を持って，総合診療医として地域志向ケアの知見を活用し職場環境の改善をはかろう.

Highlight

Power harassment in the medical field

Power harassment in the medical field is also affected by the power structure of medical care and the harsh working environment.
With a sense of ownership that anyone can be a perpetrator or victim of power harassment, we will use the knowledge of community-oriented care as a general practitioners to improve the work environment.

Challenge　Case

研修医 **G** は専門内科ローテート中の初期研修医２年目である．25 年目のベテラン内科医 **R** と２人で当直をしていた．救急車で来院する患者は２人の医師で見るが，ウォークインの患者は研修医であるあなたひとりで対応し，困ったことがあればもう一人の医師に相談することになっていた．

その日は，救急車での患者は来なかったが，ウォークインの患者が途切れることなく来院していた．PM6 時からの当直で，研修医 **G** はすでに 20 名近くの患者を見ていたが，PM9 時になっても 10 名以上の患者が救急外来で診察を待っていた．

研修医 **G** は何とかひとりで診療を回していたが，待合室から「まだ診察してくれないのか」という不満の声も聞こえてきた．研修医 **G** は休まず診療して来たが患者が増えることへのプレッシャーも高まり，自身に焦りと漠然とした不安感が高まっていることを感じていた．

研修医 **G** は，もう一人の当直であるベテラン医師 **R** に意を決して電話をかけた．「意を決して」というのは，これまでも **R** に相談の電話をかけるとあからさまに不機嫌な対応をされることが多かったためである．

G：R 先生，お忙しいところ申し訳ありませんが，ウォークインの患者をかなり待たせてしまっていまして，一緒に何名か診ていただけないでしょうか.」

R：…救急車が来たわけじゃないのだよね．ウォークインだけ，重症の患者がいるわけじゃないでしょう．

G：幸い重症の方はいなさそうですが，患者さんが多くて，かなりお待たせしている方もいるので…お願いします．

R：はぁぁ．もうちょっとサッサと捌けないものかね．まぁ仕方ないから行きますよ．

電話から 15 分後，R がウォークイン対応の診察室へやって来る．G は診察室で患者を診察しているところだった．そばに看護師もいる．

G：R 先生，お忙しいところすみません．

R：まだ結構いるね．こっちも色々と忙しいのだけどね．先生も2年目なのだから，これくらいの患者はサッサと返せないとダメなんじゃない．軽症ばっかりだし．

G：すみません．

R：この前の研修医のB君はこれくらいひとりで診ていたよ．先生は，家でもどうせ勉強せず，遊んでいるんじゃないの．

看護師や診察中の患者の前でGにそう言うと，Rは隣の診察室を使い数名の患者の診察を行った．Gが最後の患者を見終わった時には，Rは診察室からいなくなっていた．Gは，仕事の疲れと心のモヤモヤを抱えながら，当直室の固いベッドで眠りについた．

経過：翌日，指導医Mは，朝の申し送りの際にGが普段よりも疲れ切ったような表情をしていることが気になり，Gに声をかけたのであった．

Tutorial

G：実は…ということが昨日の当直でありました．なんだかモヤモヤした気持ちが大きくなって，疲れてしまって．

M：そうでしたか．いろいろと大変な状況でしたね．まずは話してくれてありがとうございます．G先生がよければ，今，少し振り返る時間を取りましょうか．もちろん，後日でも時間は確保しますが．

G：今，少しお時間をいただければありがたいです．

M：わかりました．昨日のG先生の見た患者リストとカルテ内容を見る限り，安全で適切な診療をしていると思います．診療のスピードも決して遅くありません．研修医として十分な仕事ができていると思います．

G：ありがとうございます．自分でもかなり頑張っていたつもりです．

M：そうですね．その上で，G 先生はどんなところにモヤモヤしているのでしょう．

G：まず昨日の状況として，救急外来はとても混んでいましたし，私ひとりでは対応は困難だったと思います．そういう点で，R 先生にサポートをお願いしたのは適切だったのかなと思うのです．

M：そうですね．

G：ただ，そうですね，R 先生とのやりとりが辛かったのだと思います．うん，辛かったです．お電話したときにもため息混じりでしたし，診察中の患者さん，看護師さんの前で私自身の診療能力について苦言を呈されたことにも，とても恥ずかしい気持ちになりましたし，落ち込みました．

M：そうですか．G 先生は，R 先生とのやりとりにモヤモヤしていて，辛くて，落ち込んでいるのですね．

G：はい，辛かったし，落ち込んでいます．今後も当直をご一緒することが不安です．電話で相談やサポートをお願いすることをためらってしまうと思います．これまで何度か当直をご一緒していますが，色々と教えていただけるときもあるのですが，外来が混雑しているときや，何か別の業務をこなされている途中ですと，今回のように厳しい言葉を言われることが多いように思います．言いづらいですが，今回のようなことは世間でいう「パワハラ」とも思えます．

M：G 先生の指導医としても，R 先生の同僚としても，R 先生の件について申し訳ないと思っています．そして，確かにパワハラとして対応を検討しないといけないと思っています．

今回の R 先生の言動で問題のある点は，ベテラン医師と研修医という職場内での優位性のある立場で，研修医で対応しきれない数の患者を見るようにプレッシャーをかけていること（過大な要求），患者，看護師の前で G 先生を貶める発言をしていること（精神的な攻撃），「不勉強で遊んでいる」といったプライベートに過度に立ち入った憶測の発言をしていること（個の侵害）があげられると思います．診療後の態度もG先生を萎縮させてしまうでしょう．(Glossary 1～3)

G：自分がどの出来事にモヤモヤしていたか，M先生に整理していただいていくらかわかったように思います．

M：これは私自身の問題でもあり，また職場全体の問題でもあります．R先生は医師として25年目で，私よりも10年ほどキャリアが上ですが，私をはじめ常勤医師への攻撃的な言動はありません．しかし看護師や事務職員に対しては気になる言動が最近は特に多く見られます．同僚として，R先生にはそのような言動を控えるように何度かお伝えしていますが，改善が見られないのが現状です．また，職場の管理者たちも問題視していますが，公式の注意や勧告などはできていません．その理由として，管理者側もR先生に辞められては病院が立ちいかなくなり，強い態度には出られないという面があると思います．

G：確かにR先生が担っている外来，病棟，検査業務はこの病院の中でもかなり大きいですよね．夜遅くまでいつも働かれているのは私たちも知っています．だからこそ，昨日の当直でも呼ばなくて済むように頑張ろうとはしたのですが．

ふと思ったのですが，R先生は昔から研修医や病院スタッフに対して攻撃的だったのでしょうか．

M：いえいえ，確かに厳しさはありましたが，スタッフに対して相手の状況をよく見て親身に接し，教えていたと思います．個人攻撃などは決してしませんでした．患者受けも悪くありませんでした．

今思えば，R先生に変化があったのは2年前に診療部長をしていたQ先生が退職されて，その業務をR先生が引き継いでからだと思います．業務量が増えて帰宅時間も遅くなっていて，特に最近は余裕がないように見えます．

G：そういった状況がR先生の余裕のなさや今回のようなパワハラともとれる言動に繋がっているのかもしれませんね．

M：そうかもしれませんね．だからといって，今回R先生がG先生へ行ったパワハラは許されるものではありません．G先生の匿名性は確保しつつも，他の研修責任者とも相談した上で，R先生にきっちり改善するようにお伝えします．また当面，当直で研修医との組み合わせとならないように配慮してもらうようにしましょう．

そのように対応することと合わせて，同僚としてR先生自身の状況や思いについて対話できる機会をつくってみようと思います．G先生と話す中で，今回のことはR先生だけの問題ではなく，私自身も当事者であるこの病院全体の労働状況や職場環境の問題につながっていることを認識しました．時間はかかるかもしれませんが，労働環境の面から医局の医師たちで話し合って，具体的な改善策の実施ができるよう管理者側へ働きかけていこうと思います．

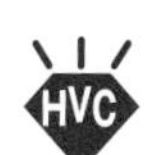

G先生，辛い体験だったと思いますが，今回のことを話していただいてありがとうございます．その上で，ご自身も辛い状況で，R先生の状況にまで考えが及ぶ，その配慮が素晴らしく思います．先生が安心して研修に臨めるように改めてサポートしていくように努めます．

G：M先生，話を聴いていただきありがとうございました．感情に蓋をせず，安心して相談できたことで，気持ちは楽になりました．R先生の状況や，余裕を失うような労働環境の問題にも想像力を伸ばすことも大事だと学びました．

高価値な医療と低価値な医療　High-value Care & Low-value Care

高価値な医療

- □ パワーハラスメントが発生しない，あるいは発生した場合には相談でき改善される職場環境づくり．
- □ 病院として，職員の健康と尊厳を守る適切な労働環境の維持，改善の取り組みが行われていること．
- □ 病院という場所，そして医師／上司という立場がパワーハラスメントの当事者，特に加害者となりやすいことに自覚的であること

低価値な医療

- □ パワーハラスメントが繰り返される医療現場．

□ パワーハラスメントについて相談できない職場環境．
□ 労働環境において職員の健康と尊厳が守られない病院．
□ 医師／上司という立場がパワーハラスメントの当事者，特に加害者となりやすいことに無自覚であること．

Glossary

1 パワハラ（パワーハラスメント）

パワハラとは，2000年代に入って作られた和製英語である．諸外国ではMobbingやBullyingが近い言葉と言える．2012年に厚労省によって立ち上げられたワーキンググループにより，「職場のパワーハラスメント」が「同じ職場で働く者に対して，職務上の地位や人間関係などの職場内の**優位性を背景に，業務の適正な範囲を超えて，精神的・身体的苦痛を与える又は職場環境を悪化させる**行為」と定義されている．[1)2)]

2 職場のパワーハラスメントの6類型

厚生労働省の「職場のパワーハラスメントについて」によって，次の6類型に整理されている．

1）身体的な攻撃　暴行・傷害
2）精神的な攻撃　脅迫・名誉毀損・侮辱・ひどい暴言
3）人間関係からの切り離し　隔離・仲間外し・無視
4）過大な要求　業務上明らかに不要なことや遂行不可能なことの強制，仕事の妨害
5）過小な要求　業務上の合理性なく，能力や経験とかけ離れた程度の低い仕事を命じることや仕事を与えないこと
6）個の侵害　私的なことに過度に立ち入ること[3)]

3 パワハラによる影響

パワハラによる影響は，被害者，加害者，同僚，雇用主いずれにも及ぶとされている．被害者は心身の不健康に陥り，休職や退職に至ることもあるのはもちろんのこと，職場全体の意欲や生産性の低下，雇用先にとっても業績悪化や，貴重な人材の損失，イメージダウンにもつながり，また雇用先には使用者としてそのような環境を改善する責任がある．[3)]

Short Lecture

1. 職場のパワーハラスメント対策

厚労省の報告書によれば，パワーハラスメントが社会問題として顕在化した背景には，企業間競争激化による従業員への圧力の高まり，職場内コミュニケーションの希薄化や問題解決機能の低下，上司と部下の価値観の相違の拡大など，多様な要因があるとされる．パワーハラスメント対策は，予防と解決の２つに大別される．予防には，①トップのメッセージ，②ルールを決める，③実態把握，④職員研修の実施，⑤組織の方針・取り組みの周知，解決には①相談・解決の場の設置，②再発防止の取り組み，が挙げられている．[3)]

一方で，パワハラに対する上記の提案は確かに重要であるが，全ての対策を実施すれば良いわけではないだろう．パワハラは職場というコミュニティにおいて起きるため，自身の職場に適した対策を考えるに当たっては，総合診療医の専門性の一つである地域指向ケアの知見を援用するのはどうだろうか．パワハラの原因は複合的であること，人間関係から労働環境までをシステムとして視る幅広い視点が必要であること，実施した対策について量的／質的なデータを組み合わせて評価するのが望ましいことなどからも，既存のいくつかの地域指向ケアの視点や方法論が役立つ可能性があると思われる．

2. 医療現場のパワハラについて

医療現場のハラスメントについて（パワハラに限らない），保坂は①患者・家族から医療者へ，②医療者から患者・家族へ，③医療者同士の３つに分類を試みている．①については，勤務医の約２人に１人は半年以内に１回以上患者・家族からの不当な「クレーム」の経験があるとされる．②は専門知識に関する情報の非対称性が原因の一つとなっていることが推測される．③について，正確な統計データはないが，文献上は看護師間，看護師—医師間を対象としたものが目立つ．[4)]

医療現場では，職種間のヒエラルキー構造が起こりやすい．特に医師は，この権力構造に自覚的となり，多職種，患者とのやりとりにおいて，一層配慮することが求められるだろう．また，医療現場は専門知識・技術の学びの場という側面もあるため，主に同職種内での教育において「指導」と称したパワハラが発生しやすい構造にある．この点でも，個々人の経験だけに依拠とした「指導」ではなく，教育学的知見に基づいた妥当な教育を行えるような指導者教育

(Faculty Development) の場を設けるなどの取り組みが，パワハラを減らすことにつながるのではないだろうか.

Recommendations

- □ 医療現場で働くうえで，パワハラについて正しい知識と理解を持つ必要がある.
- □ 医療現場では，その多層的で複雑な権力構造のために，誰もがパワハラの加害者にも被害者にもなりうることを自覚すべきである.
- □ 職場というコミュニティで起きるパワハラという問題に対して，個人間の問題にとどめず，地域志向ケアの視点を活用して職場環境の改善をはかろう.

References

1) 厚生労働省 . 職場のパワーハラスメントについて https://www.mhlw.go.jp/stf/seisakunitsuite/bunya/0000126546.html（参照 2019-08-31）
2) 坂口舞 , 三木明子 . 11 病院看護師のパワーハラスメントの被害経験が外傷性ストレス反応に及ぼす影響 . 労働科学 . 2014; 90.1:1-13.
3) 厚生労働省 . パワーハラスメント対策導入マニュアル（第３版） https://no-pawahara.mhlw.go.jp/jinji/download/（参照 2019-08-31）
4) 保坂隆 . 医療現場・職場における「ハラスメント」: 医療者↔ 患者・家族 , 医療者↔ 医療者 (特集 今そこにある , ファミリー・バイオレンス : Violence and Health). 総合診療.　2017, 27（11）: 1523-1528.

（密山 要用）

5　患者さんからの贈り物

学習目標

- □ 患者から贈り物をもらった際，受け取るべきか否かの判断基準を知る．
- □ 医師患者関係，プロフェッショナリズムの原則に即した対応ができる．

要旨

贈与は人間社会につきものである．患者からの贈り物についても歴史は古く，それゆえ古くから議論されていた．患者からの贈り物を受け取るかどうか判断する際には，タイミング，価格，相手の精神状態などから相手の意図を読み取る必要がある．贈り物を拒否する際にも医師患者関係を考慮した対応が必要である．

Highlight

The tradition of giving gifts in human society is very common. The history of gifts from patients to physicians is very long, therefore has been discussed for a long time. When deciding whether to receive a gift from a patient, it is necessary to read the intention of the patient from timing, value of the gift, mental state of the patient. When rejecting a gift, it is necessary to take into account the doctor-patient relationship.

Challenge　Case

「靴を買えない患者さんからの贈り物」

Aさんは60代の女性患者さんです．1年前のある日，熱中症で倒れて救急搬送されたことをきっかけに関節リウマチと診断され，定期外来に通うことになりました．関節の状態は悪く，歩くのもやっとの状態でしたが清掃の仕事で生計を立てていました．彼女はいつもぼろぼろの破れたスニーカーを履いていて，靴を買うお金がないと言っていました．家庭環境も複雑で，息子さんからの助けも得られず借金もあるようでした．ある日，「今日は先生にどうしてもあげたいものがある」と言って大きな箱を渡されました．有名なケーキ店のホールケーキでした．Aさん自身が大好きなケーキを食べて欲しいと言うのです．値段は5000円ほどで，賞味期限は2日間．一度は断りましたが，結局彼女は受付にケーキを置いて帰りました．

(身体所見と検査データは省略)

Tutorial

G：先生，患者さんからケーキをもらいました！

M：そうですか．

G：その患者さん，60代の女性なんですが，お菓子作りが趣味みたいでときどき外来にクッキーとかパウンドケーキとか持ってきてくださるんですよね．でも，何度もお菓子をいただくのも何か申し訳なくて…それに今回は彼女にとっては高価なホールケーキだったんですよ．

M：患者さんからの贈り物についてのルールを知っていますか？

G：院内の掲示板には「贈り物はお断りします」というポスターがあったはずです．それに則って断ったんですけど，患者さんは受付に強引にケーキを置いて帰ってしまったんですよね．

M：そうですね．確かに，「贈り物禁止」という院内ルールはあります．それがなぜあるのか知っていますか？

G：それは，医師患者関係が変わってしまうからじゃないですか？

M：なるほど，医師患者関係のどの部分がどのように変わるのでしょう？

G：えーと，患者さんからの贈り物をもらうと特別な感情が芽生えて冷静な判断ができなくなるからですか？

M：それもありますね．あとは，他の患者さんから，「贈り物をしないとちゃんとした治療をしてもらえないんじゃないか」という疑念を持たれるかもしれませんし，第三者からみると，ワイロによる不正な医療利用が行われているようにも見えるかもしれないですね．

G：でも，お歳暮を医局に送ってくださる患者さんもいますよね．それも受け取り拒否するべきなんでしょうか．

M：お歳暮を拒否するのは難しいですよねえ・・．お歳暮は確かに受け取っていますね．

G：受け取っていいケースといけないケースは何が違うんでしょうか．

M：どう思いますか？

G：慣習や礼儀上の贈り物は受け取らないと逆に失礼な気がします．

M：そうですね．それと，たとえば，あなたが仲良くなりたい相手にプレゼントを贈ったのに断られたらどう思いますか？

G：まあ，傷つきますね．確かにこの前断られたときはだいぶ落ち込んだな…

M：プライベートで何かあったんですか？

G：秘密です！確かに，むげに断ったら患者さんを傷つけてしまうかもしれないんですね．

M：今回のことも患者さんがどういう意図でケーキを贈ったか聞きましたか？

G：はい，「先生には本当にお世話になったから」と．それ以上の理由は特に言っていませんでした．ただ，最近借金のことや息子さんとの関係でずいぶん悩んでいたみたいなんですが，今日はちょっと雰囲気違ったんですよね…妙に明るいというか吹っ切れたというか．

M：それはちょっと危険なサインかもしれません．うつ状態の患者さんが急に高価な贈り物を持ってきたときは自殺を決心したサインのことがあります．

G：そうか…そういうことなのかもしれません！すぐに患者さんに電話してみます！！

高価値な医療と低価値な医療　High-value Care & Low-value Care

高価値な医療

- □ 感謝の意を示す少額の贈り物であれば通常受け取っても差し支えない．
- □ 贈り物を贈った患者の意図を考える．
- □ 贈り物を贈るという行動が精神的な問題の表現であるかもしれないことに気づく．

低価値な医療

- □ 贈り物を要求する．
- □ 高価な贈り物や現金を受け取る．
- □ 一律に贈り物を断る．

Short lecture

医師への贈り物に対する一般的な推奨

患者から医師への贈り物に対応する際に考えるべきことを一言でまとめると，「“相手は何のために”贈り物をし，“自分は何のために”受け取る，もしくは受け取らないと判断をするか」，である．

贈与は，人間社会には常にみられるものであり，患者から医師への贈り物についても歴史は古い．社会や地域によっては贈り物がなかば義務化しているところもある[1,2]．

患者からの贈り物に関しては，米国医師会(AMA)[3]，日本医師会[4]から指針が発表されている(**Glossary 1,2**)[5),6]．指針ではおおむね「感謝の気持ちとして贈られる少額の贈り物は受け取っても差し支えない」とされ，あまりに高価なものや治療前の贈り物，プライベートな関係を築くなどの贈り物は受け取るべきではないとされている．

一方,患者からの贈り物は一切受け取るべきでないという意見も存在する[2,7]．

贈り物を一切受け取るべきでないとする立場の根拠はプロフェッショナルとしての距離感への影響，患者を平等に扱うことができなくなるという懸念，贈り物は隠れたメッセージであり贈り物に対する見返りを患者が期待してしまうという点にある[1),2]．

贈り物の意図を考える

贈り物の意図を解釈することは受け取り可否の判断に必須である．一つのポイントは贈り物のタイミングだ．患者が治療終了後あるいは診察終了後に贈り物を送る場合は純粋な感謝の意ととらえてほぼ間違いがないだろう．また，年末年始やお中元の時期，クリスマスなど季節のイベントにあわせて贈られるプレゼントは文化的・宗教的な意味を持つ贈り物の可能性が高く，一律に断ることはかえって失礼に当たるかもしれない．逆に，治療前や診察前に贈られる贈り物，脈絡なく贈られる贈り物については見返りを期待したものであるかもしれない．もう一つの判断軸は贈り物の価格である．明らかに常識の範囲を超えた高価な贈り物については見返りを期待する気持ちが込められている可能性が高いだろう．

気分障害などの精神疾患を持っている患者が贈り物を持参した場合は特に注意が必要である．プレゼントは操転のサインかもしれないし，自殺を前提にした“さよなら”のプレゼントかもしれない．また，医師に陽性転移を起こし恋に落ちてしまっている可能性もある．

贈り物によって生じる医師と患者の感情と贈り物の断り方

医師，特に若手の医師は贈り物をもらう際にきまり悪さを感じるようだ．[8,9] 一方で，贈り物を断るという行動によって患者は傷ついてしまうかもしれないし，文化的に断ることが失礼とされる風土であれば怒りや落胆の感情を抱き，医師患者関係に悪影響を与えるかもしれない[10]．

贈り物を断る際のテクニック

シチュエーションは異なるものの患者の理不尽な要求を退ける際の手順が参考になる(参考文献[11]を参考に筆者が改変)．

1. 患者の贈り物を贈りたいという意思を正当化する(すなわち感謝の意を伝え共感する)

   例：あなたが私に贈り物を贈ってくださる気持ちになったことについて，感謝します．

2. 医師と患者が共有する目標を述べる

   例：私とあなたは，はあなたの症状を抑えてできるだけ早く日常生活に戻ってもらうことを目標にしています．

3. 専門用語を使わずに，平易な言葉で明確な推奨をする

   例：通常，医療者は高価な贈り物をもらってはいけないことになっています．

4. 要求が有用ではなく，または，有害でさえあるという理由を述べる

   例：それは，患者さんからの贈り物をもらうことによって，公平な医療ができなくなると考えられているからです．贈り物がなくても私たちはベストを尽くします．

5. 患者が何を考えているのか，どんな懸念が残っているか確認する

   例：贈り物を断ってしまいすみません．贈り物を贈らなければならないという気持ちになったきっかけが何かあったのですか？

6. 代替手段を提案する

   例：どうしても感謝の意を示したいということでしたら，病院や研究機関に寄付していただくという形であれば受け取ることができるかもしれません．

Recommendation

患者から贈り物を提案された際，個々のケースでの是非は“何のために”贈り物を受け取るか，患者が“何のために”贈り物を贈っているのかを考えることで結論を出す．

Glossary 1 米国医師会　医療倫理規定　(筆者訳)

医師への贈り物は多くの場合感謝の表現であり，誠意であり，文化的な慣習を投影したものであり，医師患者関係を強化するものである．贈り物を受け取るときには心理学的な注意が必要だ．ある患者たちは，贈り物やお金を贈ることで介護に影響を与え，治療に対する優遇措置を得ようと期待しているのかもしれない．そうした類いの贈り物を受け取ることは，誠実な患者医師関係を壊すものとなりうる．医師は，優遇措置を受けるために提供された贈り物は，公平に医療サービスを行う医師としての責務を蔑ろにするものだと明確にすべきである．医師が贈り物を受け取るべきか，あるいは受け取るべきでないという明確なルールはない．患者からの贈り物の妥当性，あるいはその非妥当性を決める固定した価値観はない．しかしながら，その患者やその医師の資力に比して，贈り物の価値が不釣り合いに，あるいは不適当に過大なものであってはならない．一つの基準は，受け取った贈り物が，同僚や世間に知れても，その医師が気持ち良くいられるかどうかだ．

Glossary 2　日本医師会　医師の職業倫理指針　(17) 医療行為に対する報酬や謝礼 (一部改変)

医師は医療行為に対し，定められた以外の報酬を要求してはならない．また，患者から謝礼を受け取ることは，その見返りとして意識的か否かを問わず何らかの医療上の便宜がはかられるのではないかという期待を抱かせ，さらにこれが慣習化すれば結果として医療全体に対する国民の信頼を損なうことになるので，医療人として慎むべきである．

※ここでいう「謝礼」とは，現金，贈答品を問わず患者に対する医療行為に関係して患者等から授受するものをいう (医療行為に関係なく地域の慣習による類のものとは本質的に異なる)．ただし，患者から感謝の気持ちで医療施設への寄付や研究費としての寄付の申し出があったときには，手続きをして，これを受け入れることは許される．

References

1) Lyckholm LJ. Should physicians accept gifts from patients? JAMA. 1998;280(22):1944-6.

2) Caddell A, Hazelton L. Accepting gifts from patients. Can Fam Physician 2013; 59:1259-60.

3) 米国医師会医師倫理規定：American Medical Association Code of Medical Ethics Opinion 1.2.8 Gifts from patients: https://www.ama-assn.org/delivering-care/ethics/gifts-patients

4) 日本医師会　医師の職業倫理指針第3版　(17) 医療行為に対する報酬や謝礼

5) 日本医師会　医の倫理の基礎知識 2018 年版　【医師と患者】B-14. 患者からの謝礼　https://www.med.or.jp/doctor/rinri/i_rinri/b14.html

6) 日本医師会　会員の倫理・資質向上委員会　医の倫理について考える　現場で役立つケーススタディ平成 29 年 3 月　7 謝礼・寄付 Q38. 患者からの贈り物

7) Committee on Bioethics. Diekema DS, Fallat M, Antommaria AH, Holzman IR, Katz AL, Leuthner SR, Ross LF, Webb SA, Baese PL, Levetown M, Lyerly AD, Tsai E, Berg JW, Baker A. Policy statement--Pediatrician-family-patient relationships: managing the boundaries. Pediatrics 2009; 124:1685-8.

8) Kos V. Very first patient gift in a general practitioner's career and the impact of this event on physician-patient relationship. Med Glas(Zenica) 2019; 16(1):128-136.

9) Spence SA. Patients bearing gifts: are there strings attached? BMJ 2005; 331:1527-9.

10) Zinn WM. Transference phenomena in medical practice: being whom the patient needs. Ann Intern Med 1990; 113:293-8.

11) Levinson W, Ginsburg S, et al. 宮田靖司，小泉俊三監訳．日常診療の中で学ぶプロフェッショナリズム，第 7 章 医療資源の公正かつ倫理的な適正管理

（照屋 周造）

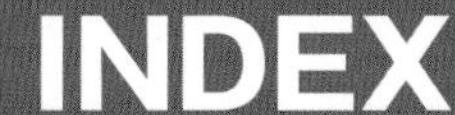
INDEX

INDEX

INDEX

INDEX

「日本の高価値医療」シリーズ ⑥
コミュニケーションと倫理のハイバリューケア
自己学習に役立つ23症例

2020年 5月7日 第1版第1刷 ©

編　　者 本村 和久
発 行 人 尾島 茂
発 行 所 株式会社 カイ書林
〒330-0033 埼玉県さいたま市見沼区御蔵1444-1
電話 048-797-8782 FAX 048-797-8942
Eメール generalist@kai-shorin.co.jp
HPアドレス http://kai-shorin.co.jp
ISBN 978-4-904865-51-4 C3047
定価は裏表紙に表示

印刷製本 小宮山印刷工業株式会社

「日本の高価値医療」シリーズ

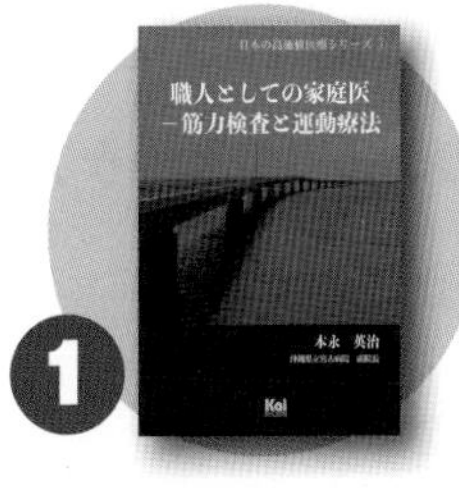

職人としての家庭医
―筋力検査と運動療法

著：本永　英治
定価（本体 3,000 ＋税）
2017 年　A5　338 ページ
ISBN978-4-904865-30-9　C3047

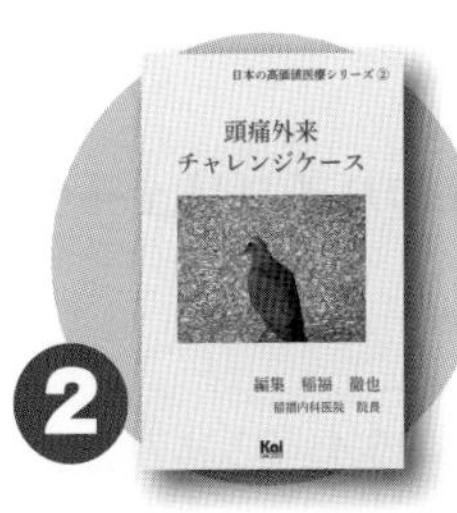

頭痛外来チャレンジケース

編集：稲福　徹也
定価（本体 3,000 ＋税）
2017 年　A5　189 ページ
ISBN978-4-904865-32-3　C3047

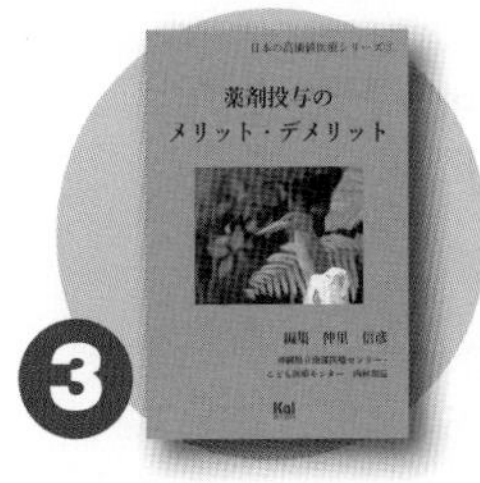

薬剤投与のメリット・デメリット

編集：仲里　信彦
定価（本体 3,000 ＋税）
2018 年　A5　242 ページ
ISBN978-4-904865-34-7　C3047